Roswitha Stark

Strichcoding

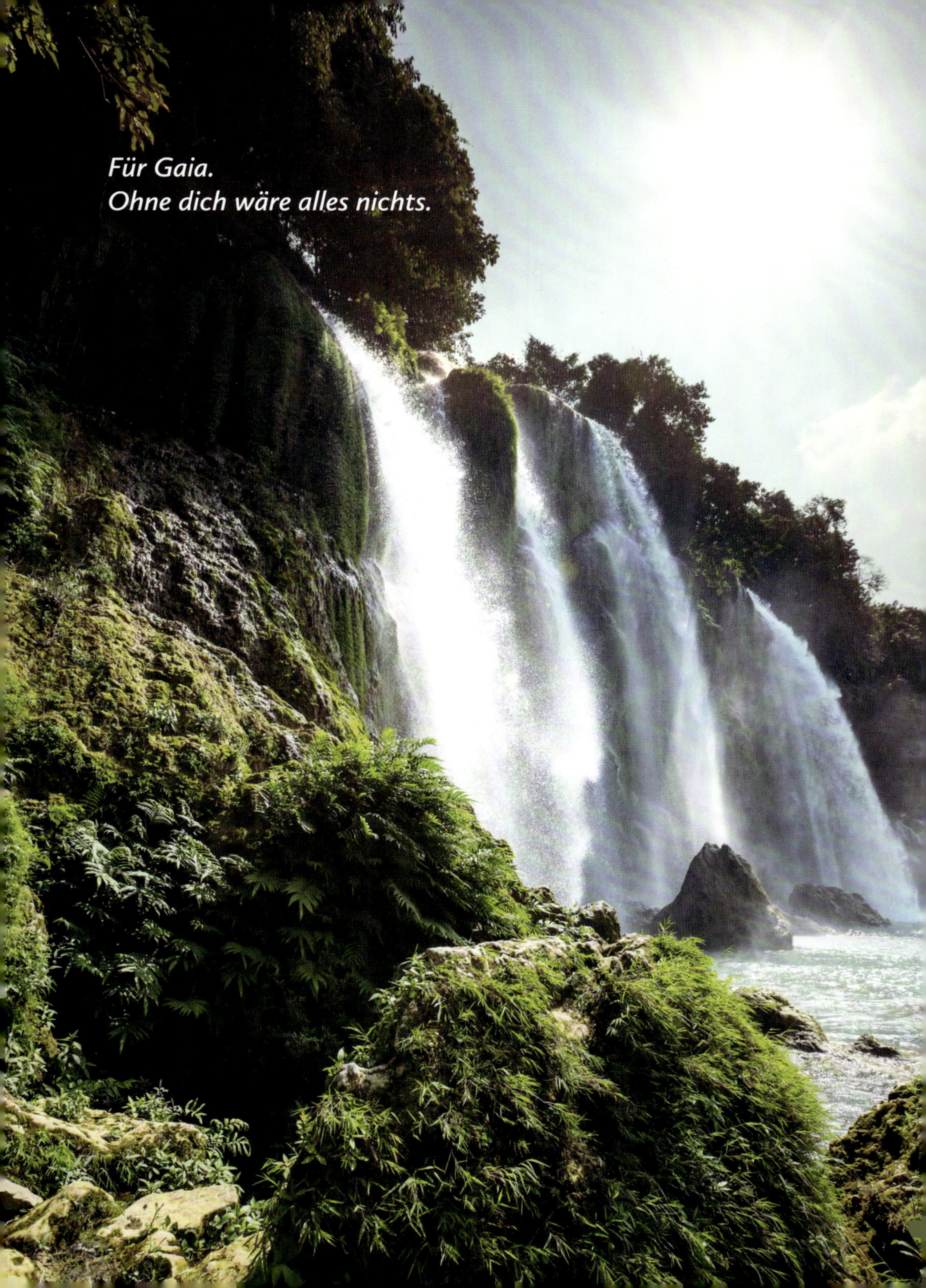
Für Gaia.
Ohne dich wäre alles nichts.

Roswitha Stark

Strichcoding

144 kraftvolle Heilzeichen für den Soforteinsatz

Mit A2-Plakat für die einfache Anwendung!

Haben Sie Fragen an den Verlag?
Anregungen zum Buch?
Erfahrungen, die Sie mit anderen teilen möchten?

Besuchen Sie unsere sozialen Netzwerke:
www.mankau-verlag.de/forum

mankau

Inhalt

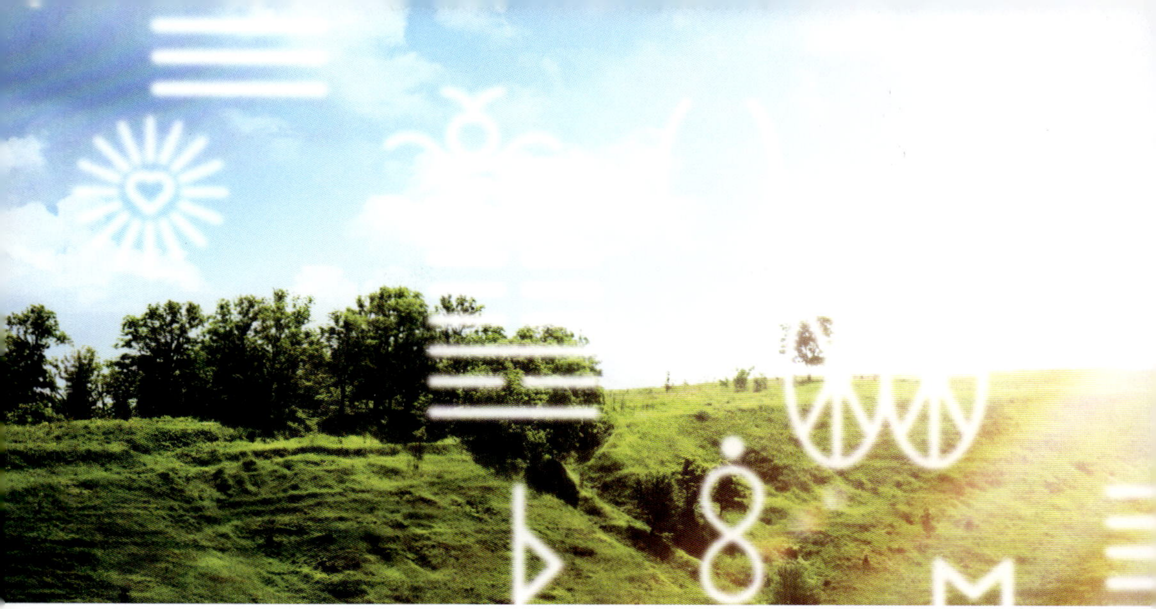

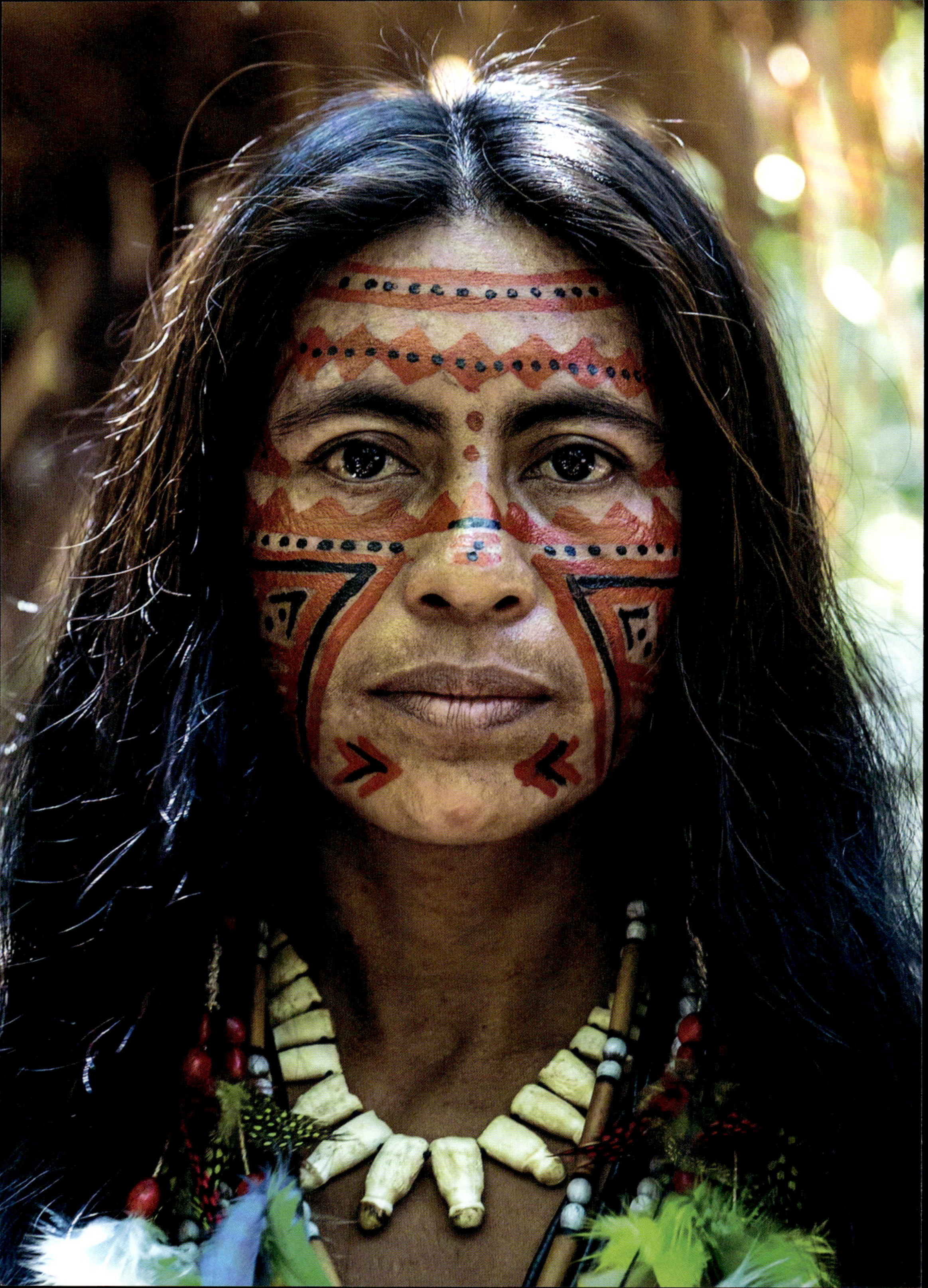

Vorwort

Seit nunmehr über 15 Jahren habe ich die wundervollen Heilwirkungen von Zeichen, Symbolen und Worten am eigenen Leib und auch an der eigenen Seele erfahren dürfen. Hunderte von Klienten, Patienten und Seminarteilnehmern brachten mir die erstaunlichsten Berichte über ihre Versuche und wunderbaren Erfolge an Menschen, Tieren und Pflanzen. Ja selbst Autos, Haushaltsgeräte, Spielzeuge und Computer haben sie mit einfachen Zeichen „repariert". Eine Kursteilnehmerin aus Österreich, die inzwischen selbst das Heilen mit Symbolen unterrichtet, erzählte mir, wie sie im Spätsommer einen Murenabgang vor ihrem Haus aufhalten konnte. Die Schlammlawine stoppte just in dem Augenblick, als sie ein Symbol der heiligen Geometrie mit ihrer Vorstellungskraft aktiviert hatte. Fast unglaublich und doch wahr.

Oft bin ich sehr erstaunt, auf welch kreative Art und Weise die Menschen, die die Heilkraft von Symbolen kennengelernt haben, diese ausprobieren. Eine Bäckereiverkäuferin klebt im Herbst, wenn die Wespen in den Laden kommen, Zettel mit einfachen Strichcodes unter die Ladentheke. Sie hat jetzt Ruhe vor den Wespen, die benachbarten Bäckereien nicht. Ich muss sagen, ich wäre oft selbst nicht auf diese guten Ideen gekommen. Deshalb bin ich immer sehr dankbar dafür, wenn ich von Fallbeispielen erfahre und aus diesen Berichten lernen und sie weitergeben darf.

Was mir über die Jahre aufgefallen ist, ist die wunderbare Tatsache, dass für diese Art von Heilarbeit bereits alles vorhanden ist. Das Universum und die Erde haben uns die entsprechenden einfachen Zeichen schon vor langer Zeit zur Verfügung gestellt, sie waren nur zu einem Großteil aus unserem Bewusstsein verschwunden. Irgendwann tauchen sie aber immer wieder auf, weil die Zeit dafür reif ist. Dann wollen sie auch benutzt werden, wie eine Frucht, die reif am Baum hängt und zu erkennen gibt, dass sie ein köstlicher Schatz ist, der genau zu diesem Zeitpunkt geerntet werden kann und will.

Zum Beispiel hat uns der Forscher Erich Körbler in jüngster Zeit die Heilarbeit mit Strichcodes wieder nähergebracht. Er hat damit das Rad nicht neu erfunden, aber es ist ihm zu verdanken, dass er unser Augenmerk darauf gerichtet und die Methode des Heilens mit Zeichen wieder stark in unser Bewusstsein gebracht hat. Zu etwa der gleichen Zeit tauchte auch „Ötzi" auf, der jahrtausendealte Gletschermann, der gleiche und ähnliche Strichcode-Tätowierungen auf seinem Körper hatte. Ist es ein Zufall, dass er genau in unserer Zeit gefunden wurde?

Körbler zeigte uns, dass sogar ein einfacher einzelner Strich große Wirkung haben kann. Der Grund ist, dass Linien Antennen gleich sind, die einen Pluspol und einen Minuspol haben – und zwischen diesen zwei unterschiedlichen Polen fließt das Leben und Informationen können weitergegeben werden. Leben ist also nur möglich, wenn es Polarität gibt. Auch die wunderbare „Antennenform Baum" nimmt über den Pluspol ihrer Krone die Energie des Himmels auf und gibt sie über den Minuspol Wurzeln an die Mutter Erde ab und umgekehrt. Ein einfacher gerader Strich ist in der Lage, eine Narbe zu entstören – durch schlichtes Aufmalen auf den Körper. Energie und Liebe können fließen, und wo etwas im Fluss ist, geschieht Gesundung. So dürfen wir auch den Menschen als eine Antenne verstehen, mit dem Pluspol am Scheitelchakra des Kopfes und dem Minuspol an den Füßen.

Das jahrtausendealte chinesische Weisheitsorakel des I Ging drängte sich mir als Strichcode-Kombination förmlich auf. Ich hatte es schon in meinem letzten Buch „Rituale im Jahreskreis" zu Erdheilungszwecken verwenden sollen (wenn ich „sollen" schreibe, meine ich damit, dass sich meine geistigen Begleiter immer dann melden, wenn es Zeit ist, mich auf etwas Wichtiges aufmerksam zu machen). Die 64 I-Ging-Hexagramme befinden sich allesamt mit auf dem beiliegenden Plakat.

Dass ich aber auch Runenformen verwenden „sollte", hat mich dann aber doch etwas gewundert. Beim Arbeiten damit und beim Beschreiben der Kräfte wurde mir dann aber schnell klar, warum die Zeichen der Vorfahren aus unserem eigenen Kulturkreis so wichtig sind und warum sie sich gerade jetzt wieder „melden".

Wir leben in einer Zeit, in der wir jeden Tag mit dem Thema „Manipulation" konfrontiert sind. Jeden Tag passiert Missbrauch mit Informationen und an und für sich hilfreichen und nützlichen Kräften. Die Runen „wollten" von alten Anhaftungen und abstrusen Vorstellungen befreit werden, damit sie uns ihre ganze kraft- und lichtvolle Essenz wieder zur Verfügung stellen können. Offensichtlich ist diese Kraft der keltisch-germanisch-nordischen Völker und Vorfahren jetzt hilfreich und gut für uns. Ein wirkungsvolles Reinigungsritual war hier notwendig, um negative Schwingungen aus der Vergangenheit zu löschen. Dieses Ritual können Sie auch gut für die Befreiung jeglicher anderer Zeichen verwenden.

Last but not least meldete sich Gaia, die große Mutter Erde, bei mir mit der dringenden Bitte nach Erlösung des weiblichen Aspekts in uns und um uns, was natürlich auch die Männer betrifft. Und so habe ich diesen Auftrag gerne erfüllt und eigene Zeichen für die gute Erde und die Menschen, ihre Kinder, und alle ihre Geschöpfe erschaffen. Den Rahmen des Plakates bilden diese 44 „Gaia-Codes“, die nicht aus „männlichen“ geraden Linien bestehen, sondern aus wellenförmigen „weiblichen“. Das ist der „neue Rahmen“, den ich den überlieferten Zeichen hiermit geben möchte.

Für dieses Buch habe ich insgesamt 144 kraftvolle Zeichen aus alter und neuer Zeit zusammengestellt, die alle auf einem übersichtlichen Plakat für die tägliche Nutzung zur Verfügung stehen. Dabei war es mir besonders wichtig, dass Sie für die Nutzung keinerlei Testsysteme benötigen. So steht dieses wunderbare Heilsystem wirklich jedem Interessierten, ob Laie oder Therapeut, zur Verfügung. Die Auswahl ist sehr einfach, die Anwendung für körperliche, seelische oder geistige Anliegen auch.

Ich freue mich sehr, Ihnen dieses Buch vorlegen zu können, in Würdigung, Wertschätzung und Dankbarkeit für die „Alten“, unsere Vorfahren, und in Ermutigung, Vertrauen und Inspiration für uns alle, die „Neuen“.

Viel Freude!

Roswitha Stark
Augsburg, im März 2016

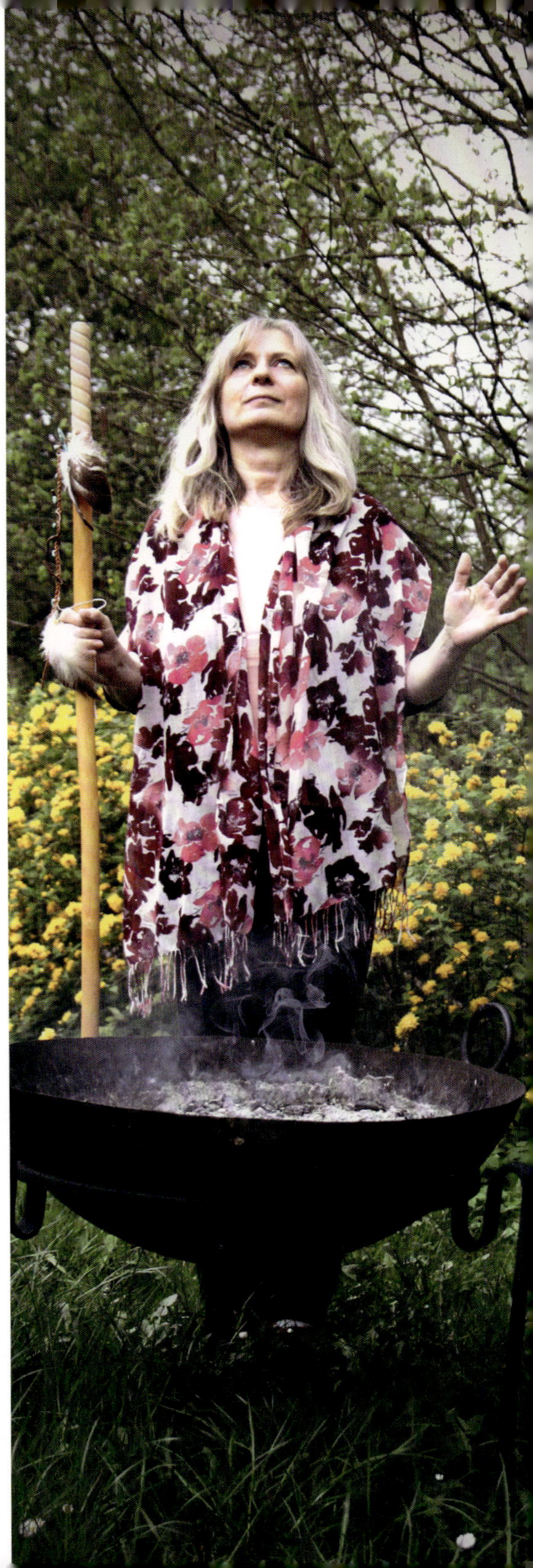

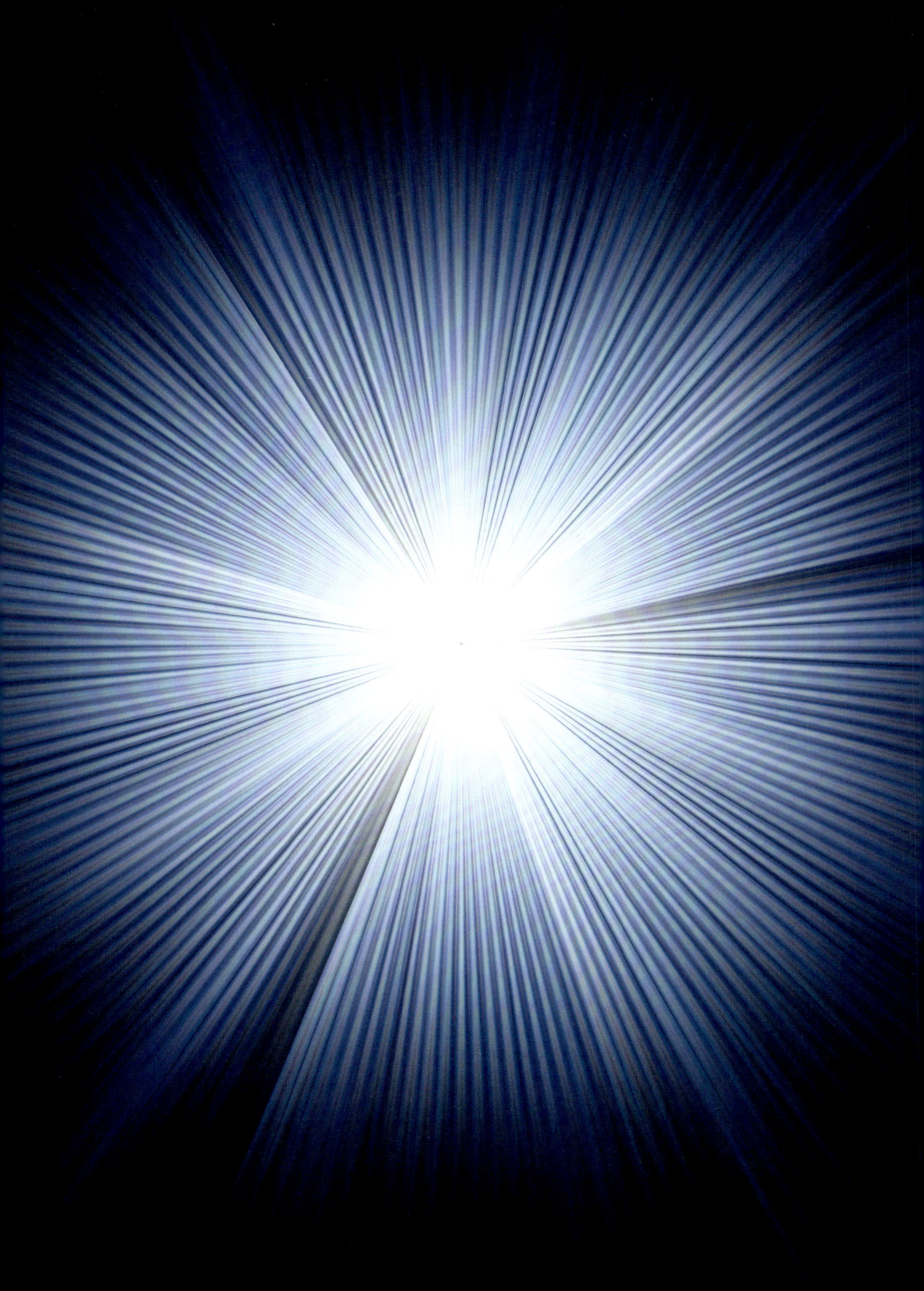

Einleitung

Es wird Zeit, dass wir aufhören, unsere Instrumente zu stimmen, um endlich gemeinsam eine Symphonie zu spielen. Autor anonym

Mit diesem Buch und dem beigelegten Plakat können Sie ohne viel Vorwissen und ohne jegliche Testmethode auf äußerst kraftvolle Heilzeichen der Welt zugreifen. Es vereint die 64 überlieferten Weisheitssymbole des berühmten chinesischen I Ging mit der Urkraft der germanisch-keltischen Runen und mit heilkräftigen Symbolen der neuen Zeit. Das sind vor allem einige wesentliche Symbole, die uns der Wiener Forscher und Elektrotechniker Erich Körbler wieder nähergebracht hat, wie das Ypsilon zur Verbesserung von Schwingungen oder das Elektrosmog-Symbol zur Abwehr von unverträglichen Frequenzen.

Darüber hinaus freue ich mich ganz besonders, dass mir die geistige Welt 44 neue „weibliche" Symbole übermittelt hat. Gemeint sind die „Gaia-Codes", die speziell für die Heilung des weiblichen Anteils in Frauen und Männern, für die Heilung der Erde und für ein harmonischeres Miteinander der Menschen untereinander, aber auch mit allem, was Schöpfung ist, erschaffen wurden. Diese bilden auf dem Plakat im Wesentlichen den äußeren Rahmen und interagieren auf harmonische Art und Weise mit den inneren, eher „männlichen", weil geradlinig aufgebauten Zeichen und Strichcodes. Auch die Gaia-Codes sind im Prinzip einfache Strichcodes, nur sind die Linien gebogen bzw. wellenförmig aufgebaut, was das weibliche Prinzip, das Wasser-/Gefühlselement und das In-Fluss-Bringen der Lebenskräfte symbolisiert.

Gaia-Codes, I-Ging-Symbole, Runen und Körbler-Zeichen stehen vollkommen gleichberechtigt und gleichwertig nebeneinander. Die Auswahl für Ihre Anliegen als Nutzer erfolgt vollkommen intuitiv, und so kann es jederzeit sein, dass für urweibliche Angelegenheiten kein Gaia-Code optimal ist, sondern vielleicht ein sehr „männliches" Runenzeichen. Das bedeutet, dass das weibliche Thema dann eben durch den starken männlichen Impuls erlöst werden kann. Wie Sie die Zeichen einfach und gezielt für jegliche Art von Anliegen auswählen können, ist in Teil II „Einfache Anwendung der Zeichen" detailliert erklärt.

Viele der ehemals sehr wirksamen, im Prinzip sogar „heiligen" Zeichen sind im Laufe von Jahrhunderten und Jahrtausenden immer wieder durch eine missbräuchliche Verwendung verunreinigt worden. So kann es geschehen, dass die für Heilzwecke wunderbar zu gebrauchenden Zeichen auch heute noch bewusst oder unbewusst von der „anderen" Seite benutzt werden, eben weil sie so kraftvoll sind! In unserem Jahrhundert hat das am meisten die Runenzeichen getroffen. Diese einstmals sehr erdverbundenen und naturnahen Symbole hatte sich die Nazi-Diktatur für ihre Zwecke zunutze gemacht. Die Runen wurden danach entweder für ähnlich fragwürdige Zwecke verwendet oder komplett gemieden, weil sie von der Energie der Benutzer des Dritten Reiches besetzt waren. Oder sie wurden als keltisches oder germanisches Erbe verklärt und als die Zeichen „unserer" Vorfahren überhöht und mystifiziert. Dabei ist die ursprüngliche Abstammung der Runenzeichen bis heute nicht wirklich geklärt.

Da wir auf dieser Erde in der Dualität und Polarität des Hellen und Dunklen und der reinen und nichtreinen Mächte leben, werden wir es wohl nicht vermeiden können, dass wunderbare Heilmittel, wie es die Zeichen und Symbole definitiv sind, auch von Machthabern begehrt werden. Gerade deswegen ist es wichtig, dass wir uns die energetischen Schätze in Form von Zeichen, Symbolen, Buchstaben und Worten nicht entfremden oder wegnehmen lassen, sondern vielmehr noch achtsamer damit umgehen und ihre reine strahlende Kraft auch für reine harmonische und gesundheitsfördernde Zwecke einsetzen.

Ich habe sämtliche Zeichen und Symbole einer Reinigungszeremonie unterzogen, bevor ich sie Ihnen mit diesem Buch zur Verfügung stellte. So stehen sie jetzt wie neugeboren in ihrer vollen Leuchtkraft und heilenden Energie zur Verfügung. Und weil die Reinigung manchmal so wichtig ist, finden Sie diese Möglichkeit in Teil I „Reinigungsritual für Symbole" beschrieben. So können Sie auch andere Symbole, mit denen Sie eventuell öfter arbeiten, zwischendurch von störenden Einflüssen befreien.

In Teil III habe ich die Seelenbotschaften der Zeichen aufgeschrieben. Absichtlich sind die Abstände zwischen den Textzeilen größer als sonst. Sie haben hier die besondere Gelegenheit, neben dem mehr mit dem Verstand erfassbaren Text vor allem „zwischen den Zeilen" zu lesen. Hier entdecken Sie das für Sie persönlich Wesentliche, denn indem Sie in die Zwischenräume eintauchen, verbinden Sie sich mit dem großen Feld der Urmatrix und des Quantenbewusstseins. Intuitiv können Sie in diesem unendlichen Raum die eigentliche Botschaft für Ihre Person, Ihr inneres Wesen und Ihre Seele erfassen.

Ich empfehle, das beiliegende Plakat mit den 144 Zeichen und Symbolen zu laminieren und dann an die Wand zu hängen oder für den Praxiseinsatz in einem Raum bereitzulegen. Das System passt zu jeder anderen Therapie- oder Heilmethode, es kann bestens auch zwischendurch als Einzeltherapieschritt – während einer Behandlung mit anderen Methoden – verwendet werden. Die Einsatzmöglichkeiten für die Heilung betreffende, gesundheitliche, berufliche, persönliche und alltägliche Angelegenheiten sind unerschöpflich!

DIE ZAHL 12

„Die Zahl 12 ist eine heilige wie vollkommene Zahl. Sie schafft eine Synthese zwischen der 1, der Yang-Zahl mit männlicher Energie und der Zahl 2, der Yin-Zahl mit weiblicher Energie. Erst wenn sich diese Gegensätze verbinden, entsteht daraus eine machtvolle Form, eine Balance, die dann die Zahl 3 entstehen lässt. Erst über diese Kombination 1 + 2 = 3 entstehen Kreativität, Glück, Fülle, Lebensfreude und Entspannung. Mit der 12 schließt sich ein Kreis. Wir kennen die 2-mal 12 Stunden des Tages, die 12 Monate, die 12 Rauhnächte, die 12 guten Feen aus den Märchen usw. Aus der Bibel sind uns die 12 Stämme Israels, die 12 Jünger Jesu bekannt. Die 12 steht auch für das neue Jerusalem, das auf 12 Edelsteinfundamenten gebaut wurde, mit 12 Toren, aus 12 Perlen, die den Namen der 12 Stämme Israels tragen und von 12 Engeln bewacht werden. Darin kommt die Heiligkeit der 12 zum Ausdruck. Sie symbolisiert das glückliche Ende einer langen Reise, die Einheit von allem, was ist. Solange die 1 und die 2 nebeneinander stehen und keine Vereinigung zur 3 stattfindet, kann nichts Neues entstehen, dann pendeln wir zwischen der Polarität von 1 und 2. Wird die Zahl 12 aber in ihrer Fülle gelebt, so zeigt sie innere Stärke, Menschlichkeit, Nächstenliebe, Demut, Weisheit, Vergebung, Verständnis, Offenheit, Aktivität und Vielseitigkeit.

DIE ZAHL 144

Die Zahl 12 symbolisiert die Ganzheit, 12 mal 12 ergibt 144. Diese Zahl kennen wir aus der Offenbarung des Johannes, sie steht für Vollkommenheit und Stabilität. In der Zahlenmystik wird die 1 als Schöpferimpuls angesehen und die Zahl 44 als eine Meisterzahl des Menschen, die für Stärke und vollständige geistige Kontrolle über das eigene Leben auf Erden steht. Sie erfordert Tapferkeit, Erfindungsreichtum, Organisation, Toleranz, Geduld und die Fähigkeit, Probleme mit Freude und Motivation zu lösen, ohne Lob und Anerkennung zu erwarten. Die Rechnung 1 + 4 + 4 ergibt die Zahl 9. Als letzte einstellige Zahl symbolisiert sie den Übergang in eine neue Ebene, in einen höheren Bereich, zu einem höheren Bewusstsein. Sie ist die Zahl der Initiation und bezeichnet den Aufstieg in einen anderen Seinszustand (z.B. vom Teenager zum Mann, vom Novizen zum Priester, vom Laien zum Schamanen). Es sind 9 Stunden, 9 Tage, 9 Nächte, 9 Wochen, 9 Monate oder 9 Jahre, die diesem Bewusstseinsschritt vorausgehen, um zu mehr Selbsterkenntnis zu gelangen. So lehrte auch Pythagoras: „Der Mensch muss die Zahl 9 erreichen, um über sich selbst hinauszuwachsen".

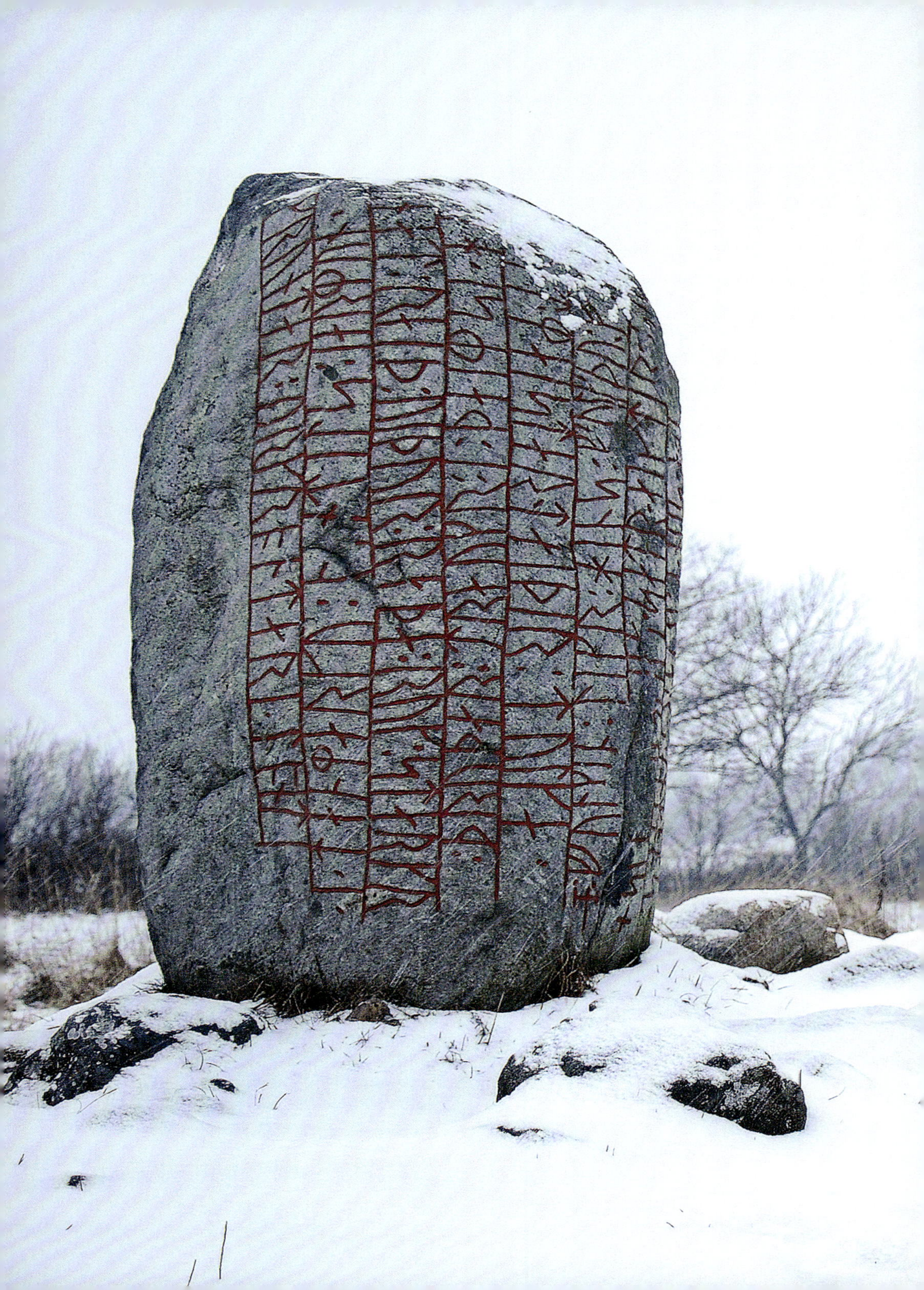

TEIL I

Die faszinierende Welt der heilsamen Zeichen

Spätestens seitdem die 5.000 Jahre alte Gletschermumie „Ötzi“ aus dem Eis der Südtiroler Berge geborgen wurde, kennen wir die Diskussion um die rätselhaften Tätowierungen, die die Mumie an spezifischen Körperzonen aufgebracht hatte. Waren es Heilzeichen oder „nur“ eine rituelle Körperbemalung? Da sich Ötzis geometrisch geformte Zeichnungen hauptsächlich an Körperstellen befinden, die für eine Zurschaustellung weniger geeignet sind, liegt der Verdacht sehr nahe, dass es sich um bestimmte Heilinformationen für den Körper handelt.
Für den Wiener Elektrotechniker Erich Körbler stand das außer Frage. Er forschte in unzähligen Versuchen mit ähnlichen „Antennenzeichen“, die als Informationsübermittler dienten. Auch die Körperbemalungen alter Völker, das I Ging und die Runenzeichen wurden wahrscheinlich nicht nur für rituelle Zwecke verwendet, sondern auch um die körpereigene Selbstheilungsenergie anzuregen.

Die richtige Antenne

Wenn wir die „richtige Antenne" haben, den richtigen „Riecher" oder „Fühler", dann sind wir schon ganz gut „auf Sendung". Wir spüren intuitiv, was sich gut und wahrhaftig anfühlt.

Wir kennen in unserem Alltag technische Antennen. Den meisten Menschen ist aber nicht klar, dass wir selbst Antennen sind und auch unser natürliches Umfeld nur so von diesen Sende- und Empfangsanlagen strotzt. Nehmen wir einen großen Baum. Seine Spitze ragt hoch in den Himmel, nimmt dort Licht und andere Informationen auf und gibt sie eine große Strecke über seine Wurzeln bis in den Boden ab. Und umgekehrt: Die Wachstums- und Energieinformationen aus der Erde werden in den Stamm nach oben gesaugt, bis in die Krone hinein. So tauscht der Baum fortwährend Informationen zwischen Himmel und Erde aus. Er ist der Vermittler.

Eine Antenne ist eine technische Anordnung zur Abstrahlung und zum Empfang elektromagnetischer Wellen. Sie ist gleichzeitig Sende- wie auch Empfangsantenne. Eine Dipol-Antenne hat einen Pluspol und einen Minuspol.

Am 11. November 1886 gelang dem Physiker Heinrich Hertz der erste experimentelle Nachweis einer Übertragung elektromagnetischer Wellen von einem Sender zu einem Empfänger mithilfe zweier Dipole. Im Jahre 1893 begann der in Kroatien geborene Nikola Tesla Experimente mit primitiven Hochfrequenzoszillatoren und konnte bereits Ende 1896 zwischen einer Sendestation in New York und einer 30 Kilometer entfernten Empfangsstation auf zwei Megahertz gute Fernübertragungsergebnisse erzielen. Am 2. September 1897 meldete er zwei Patente zur drahtlosen Energieübertragung an. Auch Geistheiler machen mit ihren Fingern und auch nur mit Gedanken drahtlose Energieübertragungen auf die Ferne!

Jedes Symbol ist eine Hilfe für diese Art von Informationsübertragung. Es kann genauso als Sender und als Empfänger dienen.

Auch der Mensch ist eine Antenne mit einem Pluspol am Kopf und einem Minuspol an den Füßen. Und jeder Finger ist wiederum eine Antenne mit zwei Polen. Eine Antenne erzeugt immer sowohl elektrische als auch magnetische Felder. Wenn ein Geistheiler eine Körperstelle berührt, dann fließt Information über den Finger in den Körper und auch in den feinstofflichen Organismus des Klienten. Symbolisch gesehen ist ein einzelner Strich die einfachste Form für eine Antenne. Und Kombinationen aus Strichen sind dann eben vervielfältigte Antennen, die mehrere Fühler nach den kosmischen Informationen ausstrecken. Die biologischen Formen in der Funktion von Dipol-Antennen modulieren die auftreffenden Informationen und bringen sie „in Form", also in die tatsächliche spürbare Materie. So kann das Wort Information einmal bewusst betrachtet werden, indem man es in seine Bestandteile zerlegt: In-Formation.

Betrachten Sie auch mal die wunderbar feingliedrigen „Antennen" oder „Fühler" der Katzen, Insekten oder Spinnentiere unter diesem Aspekt.

Auch Sie sind als Individuum also eine Antenne. Sowohl Ihre äußere Statur als auch alle Organe bis hin zu den Zellen weisen typische Merkmale von Antennen auf. Der Mensch ist sowohl Sender als auch Empfänger. Die lebenserhaltende Energie wird von Ihrem körpereigenen Energiefeld aufgenommen und über die Meridiane, unsere Lichtbahnen, in den physischen Körper weitergegeben. Umgekehrt gibt Ihr Körper wieder Energie in Form von elektromagnetischer Strahlung ab. Aber nicht nur unser Körper sendet und empfängt Informationen. Auch Gedanken und Gefühle produzieren fortlaufend Schwingungen mit unterschiedlichen Frequenzen. Gemäß dem Gesetz der Resonanz gehen wir mit den Schwingungen in Kontakt, die unseren eigenen entsprechen. Was immer wir ausstrahlen, kommt wieder zu uns zurück. „Der ist aber empfänglich für Krankheiten" – wer kennt diesen Ausspruch nicht. Gut zu wissen, dass wir mitentscheiden können, welche Art von Frequenzen wir produzieren oder empfangen wollen und welche nicht mehr.

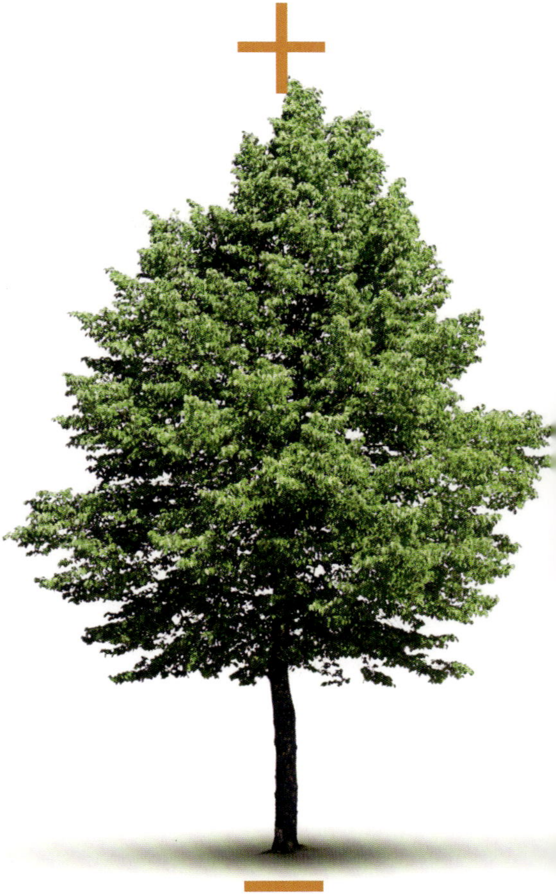

Auch der Baum ist eine Antenne mit Plus- und Minuspol.

Symbole sind unsere lichtenergetischen Helfer, wenn es darum geht, die Frequenz anders einzustellen, so wie wir den Radiosender einfach wechseln können, wenn uns das Programm nicht mehr gefällt.

Zeichen als Übermittler von Heilinformation

Die Strichformen und einfachen geometrischen Formen wirken quasi als Schaltelemente, um die Lebensenergie wieder in Fluss zu bringen und die Selbstorganisationskraft des Gesamtorganismus zu stärken. Strichcodes und Symbole können effektiv eingesetzt werden, wenn die Balance des lebendigen Organismus gestört ist, ganz gleich ob die Ursache auf inneren Störungen wie Stress oder falscher Ernährung beruht oder auf äußeren Faktoren wie Handystrahlung oder Umweltgiften.

Das Biosystem Mensch steht in permanentem Energie- und Informationsaustausch mit seinen inneren physischen und psychischen Vorgängen sowie mit seiner Umwelt und dem Universum. Die Haut grenzt ihn vom Außen ab, aber nicht als fixe Materie, sondern vielmehr als durchlässige, sehr sensible Membran mit feinen „Fühlern", die permanent auch Schwingungsfrequenzen aus der Umwelt aufnehmen. Diese über die Sinne aufgenommenen Frequenzen können verträglich oder unverträglich wirken, je nach Konstitution. Strichcodes und geometrische Muster können wir als harmonisierende Informationen im Sinne eines Dialogs mit den unharmonischen Kräften anbieten, um den heilsamen Fluss der Kommunikation wieder anzuregen.

Die Beeinflussung durch Zeichen und Symbole reicht sogar bis in unsere DNA hinein, da gibt es keine Grenzen in unserem grobstofflichen und feinstofflichen Organismus. Auch die DNA ist ein großes Kommunikationsorgan. So haben russische Wissenschaftler herausgefunden, dass fast 90 Prozent des DNA-Moleküls überhaupt nicht zur Eiweißsynthese benötigt werden, sondern vielmehr als Kommunikationsmedium und

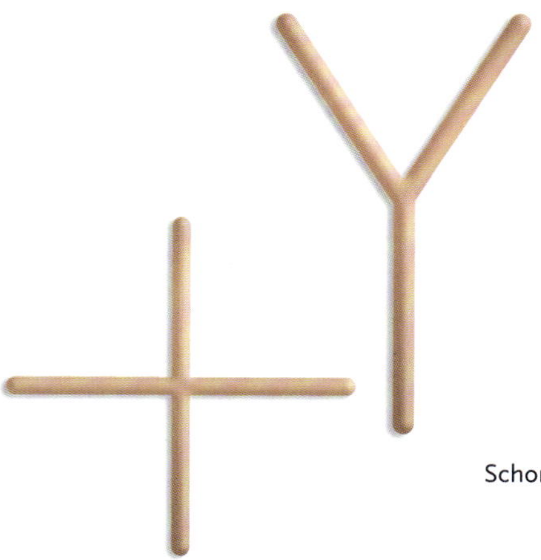

Schon „Ötzi", der Gletscherfund, trug Zeichen auf seinem Körper.

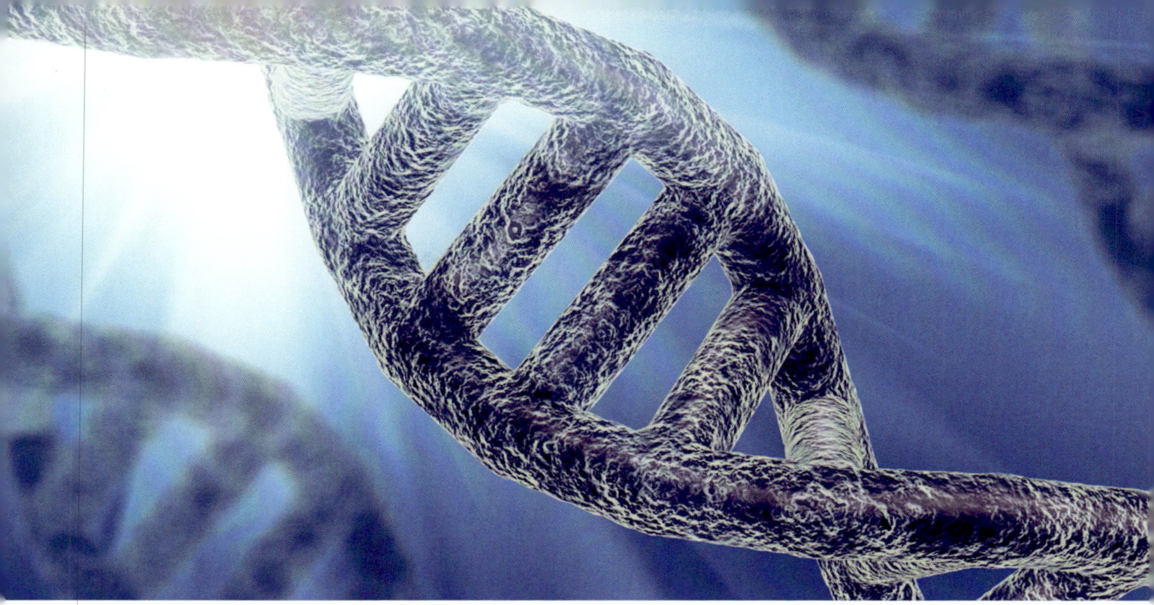

Die Wirkung von Zeichen dringt bis in die DNA ein.

als Informationsspeicher dienen. Durch die charakteristische Form der Doppelhelix stellt die DNA eine ideale elektromagnetische Antenne dar. Einesteils ist sie lang gestreckt und damit eine Stabantenne, die sehr gut elektrische Impulse aufnehmen kann, andererseits ist sie, von oben gesehen, ringförmig und damit eine sehr gute magnetische Antenne. Auf diese Weise kann unsere DNA elektromagnetische Strahlung (Licht) aus der Umwelt aufnehmen. Die Forschung ist hier noch lange nicht am Ende!

Für das Heilen mit Informationen, z.B. durch das Medium Sprache oder Symbolik, ist das insofern interessant, als dass wir auch bis in die Tiefen der DNA hinein Informationen als Heilmittel anbieten können. Die DNA versteht diese Sprache und „handelt" danach.

Mit den geometrischen Zeichen in diesem Buch können Sie störende Schwingungen bis in die DNA-Ebene hinein positiv beeinflussen. Die mithilfe des Speicherrituals in den Körper und das feinstoffliche Feld eingebrachten Zeichen wirken auf der Schwingungsebene direkt in der Zelle. Daher kann sowohl eine sofortige Schmerz- und Symptomlinderung als auch eine beschleunigte Heilung eintreten. Gleichzeitig wirken sie auf der psychischen Ebene bzw. auf der ursächlichen Ebene der alten Muster und Blockaden. Die Zeichen wirken wie Antennen, verändern das Schwingungsfeld und bringen somit das gesamte Energiesystem wieder in Harmonie. Die Auswahl erfolgt ganz einfach und intuitiv über das beigelegte Plakat. Sie brauchen keinerlei Testsystem. Lassen Sie sich ganz einfach von Ihren geistigen Helfern führen!

Das I Ging

Das I Ging ist ein uraltes chinesisches Orakel- und Weisheitssystem, das ursprünglich im „Buch der Wandlungen" festgehalten ist. Auch wenn es in Europa erst im 20. Jahrhundert Verbreitung und Beachtung fand, ist es doch schon viele Tausende Jahre alt. Dem deutschen Sinologen Richard Wilhelm gelang mit ihrem Erscheinen 1924 die erste Übersetzung in eine westliche Sprache, woraufhin sich das Gedankengut des I Ging erstaunlich weit verbreitete. Dies scheint ein klarer Hinweis darauf zu sein, dass es in der Neuzeit für uns wieder wichtig geworden ist.

Mithilfe seiner Kombination aus durchgezogenen und unterbrochenen Linien versucht das I Ging die sichtbare wie auch die nicht sichtbare Wirklichkeit allen Seins zu beschreiben. Das System möchte die Gesetze des Tao als universelle Kräfte, die unsere Wirklichkeit gestalten, beschreiben. Das Tao ist der große unermessliche Raum, das Ganze, das Unvorstellbare, das sich unserer bildhaften Welt entzieht und aus dem sich doch alles generiert, was Leben ist. Die Vorstellung vom Tao als die große Leere erinnert erstaunlich an das Quantenbewusstsein oder die Urmatrix – alles Begriffe aus der neueren quantenphysikalisch geprägten Zeit.

Die Geschichtsforschung nimmt an, dass die Prinzipien des I Ging auf den ersten Kaiser Fu Xi (ca. 3. Jahrtausend v. Chr.) zurückzuführen sind. Dieser habe zunächst acht Trigramme (Tri = drei) entdeckt, aus denen später durch Kombinationen die 64 Hexagramme gebildet wurden. Im 2. Jahrhundert vor Chr. sollen Steinstelen mit ähnlichen Zeichen gefunden worden sein. Eine noch frühere Datierung sieht bereits im 2. Jahrtausend v. Chr. entdeckte Orakelknochen als Vorbilder der späteren Orakelpraxis, die dann mithilfe der I-Ging-Zeichen vollzogen wurde. Eine genaue Datierung ist hier, wie so oft, nicht möglich. König Wen und sein Sohn Dschou sollen später, im 11. Jahrhundert v. Chr., die 64 Zeichen mit bestimmten Kommentartexten bzw. Handlungsanweisungen versehen haben.

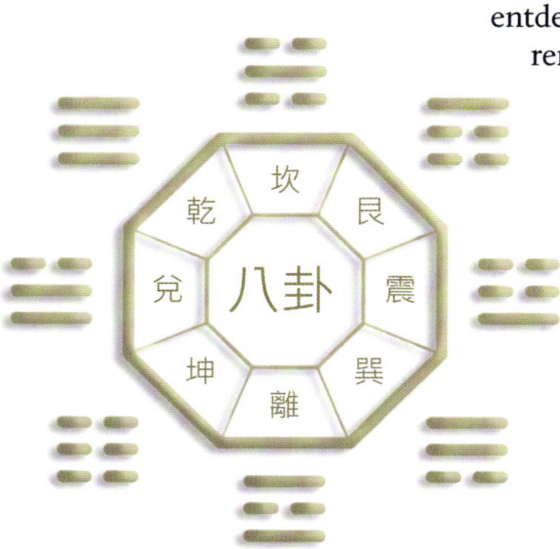

I-Ging-Orakel: eine jahrtausendealte Weisheit aus dem Fernen Osten.

Die acht Trigramme

Jedes Trigramm enthält männliche, durchgezogene Striche und/oder weibliche, unterbrochene Striche. Jedem Trigramm ist eine Position in der Familie zugeordnet. Die Geschlechtsbestimmung wird dabei maßgeblich von demjenigen Strich bestimmt, der nur einmal im Trigramm enthalten ist, zum Beispiel Tochter beim zweiten Zeichen von oben, da der unterbrochene Strich nur einmal vorhanden ist. Vater/Himmel und Mutter/Erde haben eine Sonderstellung.

Was der Zweck des I Ging war, wird seit dem 4. Jh. v. Chr. in zweierlei Richtungen gedeutet. Die erste betrachtete das Werk als ein Handbuch der Weisheit, beschrieben im „Buch der Wandlungen", das alles Leben als ein fortwährendes Ineinanderfließen und Ineinanderübergehen, also als eine Wandlung von Kräften definiert. Alles fließt dahin wie ein Fluss, den man nicht aufhalten kann.

Die zweite Interpretation ist noch heute im modernen China volkstümliche Praxis, nämlich die Benutzung des I Ging als Orakelbuch und die Deutung der durchzogenen oder unterbrochenen Striche bzw. deren Kombination als Ratgeber für den Menschen, was man auf eine bestimmte Frage hin denn am besten zu tun habe. Da die einfachste aller Fragen mit Ja oder Nein beantwortet werden kann, bedeutete ein durchgehender Strich „Ja" und ein unterbrochener Strich „Nein".

⚊ Die durchgezogene Linie steht für das Yang und meint den maskulinen Aspekt.

⚋ Die unterbrochene Linie steht für das Yin und bezeichnet den femininen Aspekt.

Das Interesse an dieser Methodik, das persönliche Schicksal ergründen zu wollen bzw. Rat von „höheren Mächten" zu erhalten, ist heute ungebrochen.

BEDEUTUNG TRIGRAMME

☰	Kraft (乾 qián)	= Himmel	(天 tiān)	Vater
☱	Offen (兌 duì)	= Sumpf	(澤 zé)	Jüngste Tochter
☲	Strahlung (離 lí)	= Feuer	(火 huǒ)	Mittlere Tochter
☳	Beben (震 zhèn)	= Donner	(雷 léi)	Ältester Sohn
☴	Boden (巽 xùn)	= Wind	(風 fēng)	Älteste Tochter
☵	Schlucht (坎 kǎn)	= Wasser	(水 shuǐ)	Mittlerer Sohn
☶	Bund (艮 gèn)	= Berg	(山 shān)	Jüngster Sohn
☷	Feld (坤 kūn)	= Erde	(地 dì)	Mutter

Der Esoterikboom und die Lust und Freude am Orakeln mit Engelkarten, Symbolkarten, Weisheitssprüchen usw. scheint ein Grundbedürfnis zu treffen.

Alle Zeichen des I Ging bestehen aus jeweils sechs liegenden durchgezogenen oder unterbrochenen Linien, die miteinander jeweils ein sogenanntes Hexagramm bilden (Hexa = sechs). Insgesamt kennen wir im heutigen überlieferten I Ging 64 Hexagramme. Die durchgehenden Linien symbolisieren hierbei mehr das männliche, feste, helle Prinzip, den Tag und das Hohe (Berge). Sie verbinden uns quasi mit dem Himmel. Die unterbrochenen Linien werden als weiblich definiert, als dunkel, passiv, sie bezeichnen Hingebung, Dunkelheit, Nacht, Wasser. Sie verbinden uns mit der Erde und der Richtung nach unten. Jedes Hexagramm besteht aus zwei Trigrammen, wobei das untere Trigramm als der innere Aspekt der ablaufenden Wandlung interpretiert wird und das obere Trigramm als äußerer Aspekt. Die Wandlung verbindet somit den inneren Aspekt des Menschen mit seiner äußeren Situation.

SCHAFGARBENORAKEL

Ursprünglich wurden die I-Ging-Zeichen mithilfe von Schafgarbenstängeln gelegt. Bei diesem „Schafgarben-Orakel" ergaben auf bestimmte Weise sortierte Schafgarbenstängel ein Trigramm und aus zwei kombinierten Trigrammen dann ein Hexagramm. Dies zeigte die Antwort des Orakels auf eine konkrete Frage und wurde von den Ratsuchenden individuell interpretiert. Interessant ist, dass die Schafgarbe auch heute noch als wesentliche Pflanze in der Naturheilkunde und Phytotherapie gilt, sie ist quasi „für alles gut", vor allem für alle Frauenangelegenheiten.

Einen Tag, bevor ich anfing, dieses Kapitel zu schreiben, habe ich „zufällig" noch ein Sträußchen auf der spätherbstlichen Wiese gepflückt, das jetzt, als Basis für einen Tee, in meiner Küche trocknet. Die Schafgarbe ist eine große Heilerin, vor allem für die Blutstillung und Wundbehandlung. Sie wird wegen ihrer fiedrigen, feinen Blätter auch „Augenbraue der Venus" genannt.

„Schafgarbe im Leib, tut gut jedem Weib", heißt ein altes Sprichwort. Im übertragenen Sinne heilt die Schafgarbe auch seelisch-psychische Wunden, die wir uns in den Alltagsgefechten zugezogen haben. Alles, was auf den Magen oder die Verdauung schlägt, kann von der „Heilerin" Schafgarbe gelindert werden. Sie bringt uns Muße und Entspannung in einer hektischen Welt. Sie ist sicherlich energetisch mit dem alten I Ging verbunden. Deshalb lohnt es sich auch, unter diesem Aspekt einmal meditativ mit ihr in Kontakt zu treten.

Jedes der 64 Zeichen kann durch Wandel einer oder mehrerer Linien in alle anderen übergehen. Dadurch ergeben sich 64 × 64 = 4.096 verschiedene Übergänge bzw. Möglichkeiten des Umschlagens einer Situation. Diese große Anzahl von verschiedenen möglichen Kombinationen veranlasste die Autoren des I Ging, anzunehmen, die möglichen Kombinationen von Symbolen könnten alle Möglichkeiten der Veränderungen und Wandlungen in der Welt darstellen.

Bei aller Wertschätzung für das I Ging, die Namensgebung und die Interpretation der historisch überlieferten Zeichen habe ich mir für dieses Buch erlaubt, die Bedeutung der Hexagramme insoweit anzupassen, dass sie aus meiner Sicht den schwingungsmäßig veränderten Umständen der Zeit genügen. Die Botschaften sind natürlich im positiven Sinne „gefärbt", das heißt interpretiert und mit denjenigen Informationen angereichert worden, die mir von meinen höheren Kräften eingeflüstert wurden. Weder das eine noch das andere ist dabei schlechter oder besser, es sind nur verschiedene Möglichkeiten, mit dem Schatz des I Ging umzugehen.

Wichtig ist, dass alle Hexagramme unverändert übernommen wurden und dass Ihre Seele die dazu beschriebene Botschaft versteht, vor allem dadurch, dass Sie „zwischen den Zeilen" lesen lernen, so wie ich es bereits in der Einleitung beschrieben habe. Ihr inneres Wesen wird genau die Informationen aus Zeichen und Texten herausfiltern, die zum jeweiligen Augenblick die entscheidenden für Sie sind und Ihr Anliegen bestmöglich beantworten.

Das ehrwürdige Buch der Wandlungen wollte aus meiner Sicht mit seinen Texten noch nie besserwisserische Ratschläge vermitteln, sondern einfach Möglichkeiten aufzeigen, wie man sich in einer bestimmten Situation wieder im Einklang mit dem großen Tao einfinden kann. Es ist ein wunderbares Hilfsmittel, um die Zusammenhänge zwischen dem eigenen Handeln und dessen Folgen zu erkennen, und um die Wahrscheinlichkeit der Manifestation des Erwünschten aus dem großen Nichts zu erhöhen, das allein unserer Geisteshaltung unterliegt.

Das zeitlose und geniale Strichcode-Muster des I Ging eignet sich als Antennencode hervorragend dazu, unseren genetischen Code zu unterstützen – in der Form, dass Heilung auf der materiellen Ebene geschehen kann. Und davon sind wir sozusagen hautnah betroffen, denn das (galaktische) Licht, das über unsere Sinne und die Haut aufgenommen wird, geht in Resonanz mit unseren Zellen, und diese werden angeregt, wiederum mit Licht untereinander zu kommunizieren, um notwendige Stoffwechselprozesse zu veranlassen.

DIE 64 HEXAGRAMME

Zeichen	Nr.	Seelenbotschaft*	中文	Pīnyīn	Seite
䷀	01	Schöpfung	乾	qián	64
䷁	02	Empfangen	坤	kūn	65
䷂	03	Beharrlichkeit	屯	chún	66
䷃	04	Lernen	蒙	méng	67
䷄	05	Warten	需	xū	68
䷅	06	Besonnenheit	訟	sòng	69
䷆	07	Stärke	師	shī	70
䷇	08	Zusammenhalten	比	bǐ	71
䷈	09	Rückzug	小畜	xiǎo chù	72
䷉	10	Auftreten	履	lǚ	73
䷊	11	Frieden	泰	taì	74
䷋	12	Loslassen	否	pǐ	75
䷌	13	Gemeinschaft	同人	tóng rén	76
䷍	14	Gelingen	大有	dà yǒu	77
䷎	15	Mäßigung	謙	qiān	78
䷏	16	Begeisterung	豫	yù	79
䷐	17	Folgen	隨	suí	80
䷑	18	Wiedergutmachung	蠱	gǔ	81
䷒	19	Annäherung	臨	lín	82
䷓	20	Vorbild	觀	guān	83
䷔	21	Durchgreifen	噬嗑	shì kè	84
䷕	22	Anmut	賁	bì	85
䷖	23	Weisheit	剝	bō	86
䷗	24	Wiederkehr	復	fù	87
䷘	25	Unschuld	無妄	wú wàng	88
䷙	26	Bezähmung	大畜	dà chù	89
䷚	27	Ernährung	頤	yí	90
䷛	28	Bewältigung	大過	dà guò	91
䷜	29	Verweilen	坎	kǎn	92
䷝	30	Fügsamkeit	離	lí	93
䷞	31	Anziehung	咸	xián	94
䷟	32	Dauer	恆	héng	95

Zeichen	Nr.	Seelenbotschaft*	中文	Pīnyīn	Seite
䷠	33	Abschied	遯	dùn	96
䷡	34	Einklang	大壯	dà zhuàng	97
䷢	35	Möglichkeiten	晉	jìn	98
䷣	36	Heilung	明夷	míng yí	99
䷤	37	Familie	家人	jiā rén	100
䷥	38	Gegensatz	睽	kúi	101
䷦	39	Vereinigung	蹇	jiǎn	102
䷧	40	Befreiung	解	xìe	103
䷨	41	Abgeben	損	sǔn	104
䷩	42	Mehrung	益	yì	105
䷪	43	Durchbruch	夬	guài	106
䷫	44	Entgegenkommen	姤	gòu	107
䷬	45	Sammlung	萃	cùi	108
䷭	46	Vorankommen	升	shēng	109
䷮	47	Beständigkeit	困	kùn	110
䷯	48	Reichtum	井	jǐng	111
䷰	49	Umwälzung	革	gé	112
䷱	50	Kultur	鼎	dǐng	113
䷲	51	Erregung	震	zhèn	114
䷳	52	Beruhigung	艮	gèn	115
䷴	53	Fortschritt	漸	jiàn	116
䷵	54	Neigungen	歸妹	gūi mèi	117
䷶	55	Fülle	豐	fēng	118
䷷	56	Zurückhaltung	旅	lǚ	119
䷸	57	Sanftheit	巽	xùn	120
䷹	58	Heiterkeit	兌	dùi	121
䷺	59	Auflösung	渙	huàn	122
䷻	60	Beschränkung	節	jíe	123
䷼	61	Wahrheit	中孚	zhōng fú	124
䷽	62	Bescheidenheit	小過	xiǎo gùo	125
䷾	63	Ausgleich	既濟	jì jì	126
䷿	64	Übergang	未濟	wèi jì	127

* Die Seelenbotschaften weichen zum Teil von der gängigen Übersetzung aus dem Chinesischen ab.

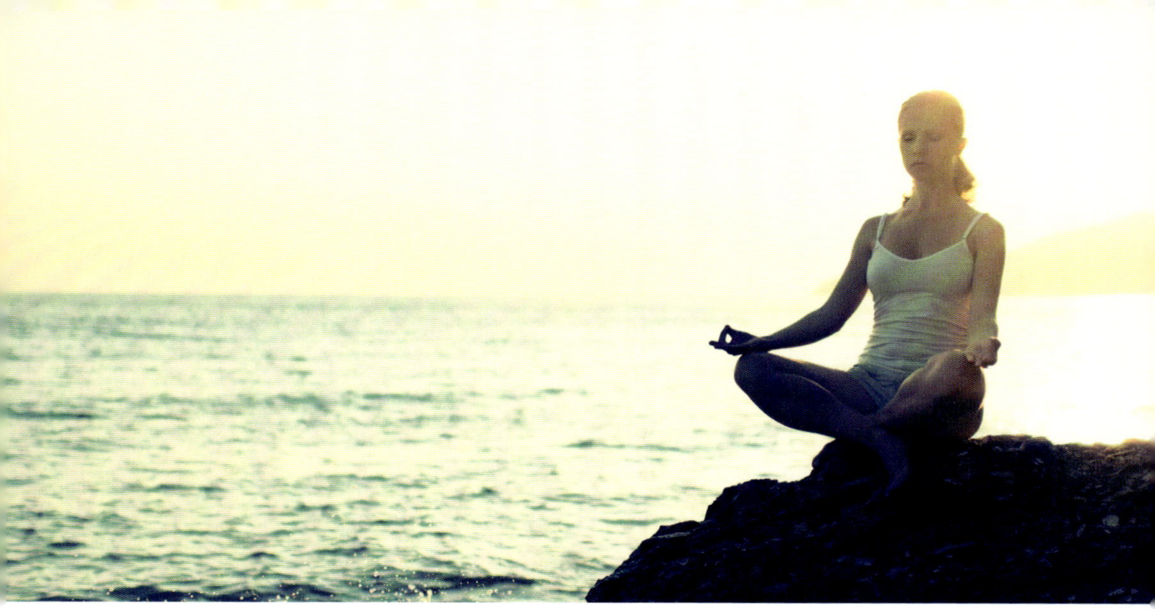

I-Ging-Symbole unterstützen ein lebensbejahendes Bewusstseinsfeld.

Die Zahl 64 der Hexagramme erinnert nicht nur zufällig an unsere DNA mit ihren 64 Codons. So enthält das I Ging in seinen Kombinationen zum Teil wohl noch unentschlüsselte Informationen, die auf tiefere Zusammenhänge hinweisen. Genauso wie die Bausteine des Lebens in der DNA spezifische, lebensnotwendige Informationen enthalten, die noch darauf warten, ihr volles Potenzial zu entfalten.

Es ist anzunehmen, dass der Impuls der I-Ging-Zeichen bis in die Tiefen unserer DNA vordringen kann und Missklänge und Fehlprägungen unseres Daseins auszugleichen in der Lage ist. Die I-Ging-Symbole unterstützen ein lebensbejahendes und lebensbewahrendes Bewusstseinsfeld. Auch Gesundheit und Wohlbefinden werden auf diese Weise positiv beeinflusst, vor allem auch deshalb, weil die Illusion der Trennung vom großen Tao aufhört, die letztendlich Krankheit und seelischen Schmerz erzeugt hatte.

Das Buch der Wandlungen enthält die Anschauung, dass die ganze Welt der Erscheinungen auf einem polaren Gegensatz von Kräften beruht; das Schöpferische und das Empfangende, die Eins und die Zwei, das Licht und der Schatten, das Positive und das Negative, das Männliche und das Weibliche, alles sind Erscheinungen der polaren Kräfte, die allen Wechsel und Wandel hervorbringen.

Laotse Tao Te King, übersetzt von Richard Wilhelm

Runenkräfte

Rune kommt von „Raunen“ oder „Geheimnis“. Und genauso geheimnisvoll, magisch, mystisch oder unheimlich muten uns diese uralten Zeichen an. Der Duden erklärt den Begriff „Runa“ oder Rune mit „mittelhochdeutsch rūne, althochdeutsch rūna = Geheimnis; geheime Beratung; Geflüster, wahrscheinlich eigentlich = (heimliches) Flüstern, Tuscheln“. Von den Buchenstäben, in die die Runen geritzt wurden, leitet sich das Wort „Buchstabe“ ab.

Die meisten von uns werden schon einmal etwas von den Runenzeichen gehört haben. Welche Assoziationen wir dabei haben, ist aber sehr unterschiedlich. Esoterische Kreise verwenden sie gerne als Los-Orakel oder für magische Zwecke. Andere als wertzuschätzendes, angeblich germanisches Erbe unserer Vorfahren. Andere wissen um den Missbrauch durch die Machthaber des Dritten Reiches und lehnen sie schon deshalb mehr oder weniger kategorisch ab.

Runen flüstern uns also „Geheimnisse“ zu. Aber welche? Als diese Zeichen in meinem Bewusstseinsfeld auftauchten, begegnete auch ich ihnen mit gemischten Gefühlen. Lange Zeit konnte ich eher wenig mit diesen buchstabenähnlichen Gebilden anfangen. Als ich mich dann aber mehr darauf einließ, bemerkte ich, dass gerade diese Symbole starke Kräfte haben und es vor allem bei dieser Gruppe von Zeichen besonders wichtig ist, sie von negativen Einflüssen zu befreien, damit sie uns wieder in ihrer urkräftigsten Form für die Belange der neuen Zeit zur Verfügung stehen können. Und das tun sie jetzt! Einem Text im Zauberbuch der „Edda“ zufolge, empfing Gott Odin die Runen im voll bewussten Zustand auf eher schamanische Art und Weise, kopfunter am Baum der Weltenesche Yggdrasil hängend.

Ich weiß, dass ich hing am windigen Baum
Neun lange Nächte,
Vom Speer verwundet, dem Odin geweiht,
Mir selbst, ich selbst,
Am Ast des Baums, dem man nicht ansehen kann,
Aus welcher Wurzel er spross.
Sie boten mir nicht Brot noch Met,
Da neig ich mich nieder
Nahm Runen auf, nahm sie ächzend:
Da fiel ich ab zur Erde.

Ältere Edda (auch: „Poetische Edda“), 138. und 139. Strophe aus dem Havamal (Das Lied des Hohen)

Odin empfing die Runen also in einer Art Einweihung oder Transformation in intuitiver Art und Weise. Bei seiner Reise durch die neun Welten Yggdrasils erfuhr er Zug um Zug die Mysterien der zugehörigen Runen. Und als er sie in den Händen hatte, war sein Leiden zu Ende und er besaß einen großen Schatz, den er unseren Vorfahren und damit uns weitergeben konnte. Im weiteren Verlauf des Liedes werden verschiedene magische Kräfte der Runen beschrieben und schließlich 18 Zaubersprüche genannt. In der „Egils saga“, eine der herausragendsten Isländersagas, wird auch die Wirkung der Runen im Zusammenhang mit einer Krankheit beschrieben: Egil ritzte Runen und legte sie unter das Polster des Lagers, auf dem das Mädchen ruhte.

Wann und wo die Runenzeichen ursprünglich entstanden sind und wann die keltisch-germanischen und nordisch-skandinavischen Völker die Runenzeichen übernahmen, konnte nie wirklich bis ins Letzte wissenschaftlich geklärt werden.

Eine akribisch recherchierte Abhandlung ist Klaus Düwel, Professor für Deutsche Philologie, zu verdanken. Ohne esoterischen oder volkstümlichen Ballast führt er den Nachweis, dass die Runenzeichen als Schriftzeichen sehr wahrscheinlich von einem nordetruskischen Alphabet übernommen wurden und nicht etwa eine Erfindung von Kelten oder Germanen waren, wie es bestimmte Kreise gerne gehabt hätten. Das Vorbild der Runen soll jedenfalls zwischen dem 4. und 1. Jahrhundert v. Chr. aus dem Kreis der zahlreichen Alphabete Norditaliens und des Alpenraums genommen worden sein. Alle diese Alphabete sind, wie auch die lateinische Schrift, ihrerseits Abkömmlinge des westgriechischen Alphabets.

Bei den nordischen Völkern im skandinavischen Raum fanden sich wesentlich mehr Runenzeugnisse als bei den damals schriftunkundigen germanischen Völkern. Anscheinend war es bereits um 200 v. Chr. Usus, die Runenzeichen für magisch-religiöse Praktiken, also unabhängig von einem Alphabet zu nutzen. Die Germanen Mitteleuropas benutzten das Runensystem erst 400 Jahre, nachdem die ersten Runen in Skandinavien aufgetaucht waren. Zur Zeit der Völkerwanderung (200–700 n. Chr.) haben verschiedene Versionen des Runensystems, genannt „Futhark“, bereits eine weite Verbreitung sowohl als Schriftsystem als auch für den kultischen Gebrauch gefunden.

Bemerkenswert ist, dass der Gebrauch der Runen in Mitteleuropa nur von relativ kurzer Dauer war, nämlich ca. 150 Jahre lang. Nach der Mitte

Ihr deuchte da, als ob sie aus dem Schlafe erwache, und sie sagte, sie sei gesund, wenn auch noch schwach.

Egils saga Kap. 73., in der Übersetzung von Felix Niedner,Kap. 72.

des 7. Jahrhunderts finden sich keine Runen mehr. Wohin waren die Runen in der Zwischenzeit verschwunden, und warum sind sie jetzt in der Neuzeit wieder aufgetaucht? Die Verwendung einer Schrift war vor der Christianisierung in den germanischen Kulturen nicht üblich, und wenn, dann nur von einigen wenigen Gelehrten. Im Vergleich zu den hoch entwickelten Schriftensystemen der Römer und Griechen gab es bei Germanen und Kelten kaum eine nennenswerte Kommunikation über die Schrift. Das meiste wurde mündlich überliefert. Deshalb setzte sich später in unserem Kulturkreis die lateinische Schrift als Alltagsschrift durch und nicht die Runenzeichen.

Futhark – die 24 Runenzeichen

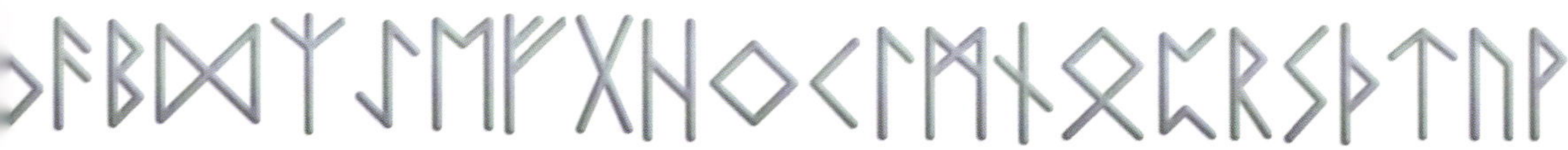

Die älteste überlieferte Runenreihe, das gemeingermanische „Ältere Futhark“, bestand aus 24 Zeichen, die nach den ersten sechs Buchstaben Futhark genannt wurde. Der dritte Laut in der Reihe wird wie das englische „th“ gesprochen.

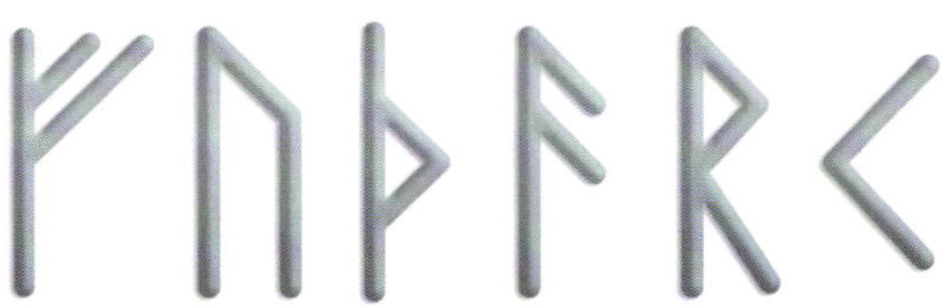

Alle jüngeren Runenreihen ab etwa 700 n. Chr. leiten sich vom Älteren Futhark ab. Das sogenannte „Jüngere Futhark“ stellt eine Abwandlung des Älteren Futharks dar. Es verwendet nur 16 Runen. In diesem Buch habe ich mich aber für das ursprünglichere System entschieden, um Ihnen auch mehr ursprüngliche Erden- und Lebensenergie zur Verfügung stellen zu können.

Die 24 Runen des 24er-Futhark wurden in drei Achtergruppen eingeteilt, die als Aettir (Acht, Familien, Geschlechter) folgenden Göttern gewidmet waren:

- „Odins Aett“ für den damaligen Hauptgott Wodan/Odin
- „Hagals Aett“ für den Gott Donar
- „Tyrs Aett“ für den Gott des Krieges und der Gerechtigkeit Tyr.

Das Ältere Futhark lässt sich in drei Gruppen zu je acht Runen unterteilen. Diese Gruppen werden ættir (Plural), von ætt (Singular) „Geschlecht, Familie“ genannt.

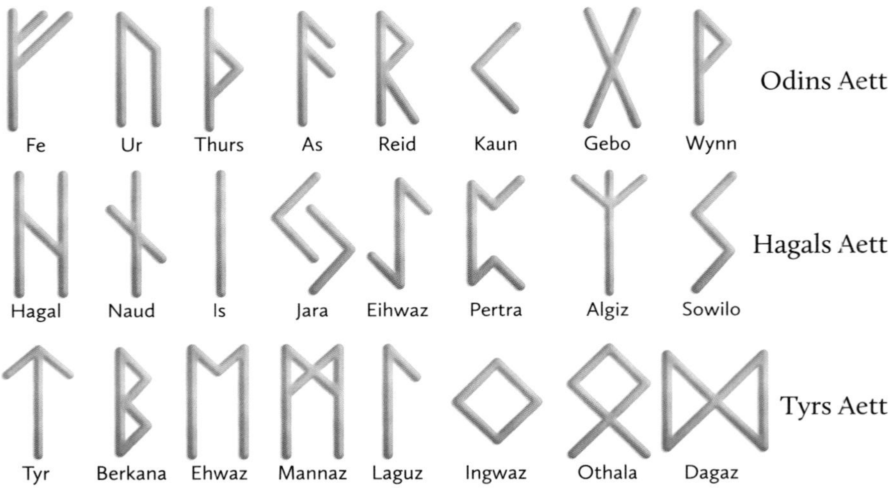

Im ersten Aett, das mit der Fe-Rune beginnt, geht es um die Schöpfung schlechthin, die Entstehung von Neuem, und um alle Energien, die dazu notwendig sind bzw. dabei entstehen. Der erste Aett wurde dem Gott Odin (auch genannt Wodan) gewidmet. Odin soll es auch gewesen sein, der kopfüber an einem Baum hängend das Geschenk der Runen an die Menschen erhalten hatte. Andere Quellen widmen das erste Aett ebenso Freya, der Göttin der Erde.

Der zweite Aett, der mit der Hagal-Rune beginnt, beschreibt die destruktiven Kräfte und Widerstände, die sich der kosmischen Ordnung entgegenstellen und versuchen, diese zu stören, gleichzeitig aber eine oft notwendige Weiterentwicklung und Veränderung bewirken. Der dritte Aett beginnt mit der Rune Tyr und beschreibt die Kräfte und Fähigkeiten, die die Götter den Menschen gaben und die letztere zu ihrer Transformation nutzen können und sollen.

Jede Rune hat ihren spezifischen Lautwert, einen Symbolwert, einen Zahlenwert und einen Namen. Die 1. Rune der Reihe heißt z. B. Fe oder Fehu, das bedeutet „Vieh, beweglicher Besitz“, sie trägt den Lautwert „f“ und als 1. Rune den Zahlenwert 1.

1. Aett

- **f – FE** (Vieh, beweglicher Besitz, Gold, Geld, geistiger Besitz, Gedanken, Himmel, Wodan)
- **u – UR** (Urrind, Auerochse, weibliche Kraft, Stärke, Erde, Tür, Durchgang, Inneres, Frigg)
- **þ – THURS** (Dorn, Schlaf- und Todesdorn, Riese, materielle Kraft, Tod, Trennung, Fesselung)
- **a – AS** (Asengötter, Mund, Äußerung, Fluss, Mündung, Ahnen, Seelen, Befreiung)
- **r – REID** (Ritt, Straße, Weg, Reise, Ursprung, Wagen, Bewegung)
- **k – KAUN** (Krankheit, Geschwür, negatives Karma)
- **g – GEBO** (Gabe, Opfergabe, Opferfest, Vermehrung, Geschenk, Treffen)
- **w – WYNN** (Wonne, Wohlbefinden, Wunschlosigkeit, Wunscherfüllung)

2. Aett

- **h - HAGAL** (Hagel, Zerstörung, Scheitern, jähes Verderben)
- **n - NAUD** (Not, Knechtschaft, Entbehrung, Notwende, Zwang)
- **i - IS** (Eis, Erstarrung, Verderben, gefährlicher Weg, Kälte, Winter)
- **j - JARA** (Jahr, Stunde, gute Ernte, Sommer, Wechsel in die warme Zeit)
- **ë - EIHWAZ** (Eibe, Eibenbogen, verborgene Gegner, Feinde, Hinterhalt)
- **p - PERTRA** (Lebenslauf, Tod und Wiedergeburt, Göttin Perchta, Tanz, Spiel, Freude, Neubeginn)
- **z - ALGIZ** (Elch, Schutzgötter von Haus und Heiligtum, Neuentstehen nach Untergang, Abwehr, Schutz)
- **s - SOWILO** (Sonne, Sieg, Schutz)

3. Aett

- **t - TYR** (Götter, Gott Tyr, Kriegsgott, Bewegung, Belebung, Aktivität, Kampf, Streit)
- **b - BERKANA** (Birke, Fruchtbarkeit, Göttin Freya, Liebe, Frau, Schönheit)
- **e - EHWAZ** (Pferd, Ross, guter Begleiter, Helfer, Geisthelfer)
- **m - MANNAZ** (Mond, Mondgott Mannus-Heimdall, Menschen, Männer, Wissen, Wissenschaft)
- **l - LAGUZ** (Wasser, See, Meer, Lagune, Quelle, Weisheit, Gedeihen, Leben)
- **ŋ - INGWAZ** (der Gott Ing-Fro oder Freyr, Fruchtbarkeit, Frieden, Freien, Freude, Feuer, Sonnenfeuer)
- **o - OTHALA** (Erbe, Besitz, Ahnen, Heimat, Zuhause, Erbe, Land, Adelsgut, Edel)
- **d - DAGAZ** (der Gott Dag-Baldur, Tag, Licht, Segen, Reinheit, Erleuchtung, Sonne)

Runenorakel

Die Runen dienten damals wie heute vielmehr als zu Sprachzwecken dem magischen Gebrauch: um die Götter zu besänftigen, das Orakel zu befragen, mehr Macht zu bekommen, zur Verbesserung von Lebensumständen oder um mehr Gesundheit zu erlangen.

Das germanische Los-Orakel im 1. Jahrhundert n. Chr. ist im 10. Kapitel der „Germania des Tacitus" erhalten. Man streute mit „gewissen Zeichen" (notis quibusdam) versehene hölzerne Stäbchen auf ein weißes Tuch. Nach dem Zufallsprinzip wurden anschließend drei Stäbchen ausgewählt und gedeutet. Ob das Runen waren, ist jedoch nicht gesichert. Dass dazu gerne auch Buchenholz genommen wurde, beweist schon allein unser Wort „Buchstabe" (eigentlich: „Buchenstab") für ein Schriftzeichen. Desgleichen sind unsere Begriffe „lesen" (Erfassen eines Textes) und „lesen" (auflesen, aufheben von Gegenständen etc.) identisch: Der Runenwerfer liest (hebt) drei Stäbchen auf und liest (deutet) sie danach, wobei die drei Stäbchen mit den drei Schicksalsfrauen, den Nornen, in Verbindung stehen und auf die Vergangenheit, Gegenwart und Zukunft der zu erfragenden Angelegenheit bezogen werden sollten.

Die Runen wurden und werden aber auch als Zaubermittel verwendet und stehen darüber hinaus auch mit dem Jahreslauf und bestimmten magischen Zahlen in Verbindung. Wenn man nun zu jeder Rune ihren Zahlwert (also ihren Platz in der Reihenfolge, f=1, u=2, þ=3, a=4 usw.) notiert und addiert, kommt die Zahl 366 (Anzahl der Tage des Schaltjahres) heraus.
In den Runen steckt noch so viel mehr. Wir können es nur erahnen bzw. mit der Zeit intuitiv und spirituell erfassen! Vielleicht raunen und flüstern uns die Zauberzeichen künftig ihre Geheimnisse zu, wenn wir uns ihnen liebevoll und aufmerksam zuwenden!

Die Befreiung der Runen

Die Runen sind ein sehr wichtiges Kulturerbe in ganz Europa, das ich als „heilig" bezeichnen möchte. Das ist leider insofern in Vergessenheit geraten, als es vor allem in Deutschland systematisch verdrängt wurde – infolge einer falsch verstandenen nordisch-germanischen Mythologie und des Missbrauchs von Runenkräften. Es steckt uns noch in den Knochen und im Bewusstsein wie eine Fessel, dass die völkische Bewegung kritiklos dem exzentrisch-romantischem Österreicher Guido von List (1848–1919) folgte und verblendet dessen nicht etwa historischen, sondern frei erfundenen runenähnlichen Zeichen (dem sogenannten Armanen-Futhark) zu Zwecken der politischen Hetze folgte.

Heute wissen wir, dass die Runen keineswegs eine „rein germanische", auch nicht keltische Leistung waren, sondern viel älteres Geistes- und Gedankengut der Menschheit sind. Die Vereinnahmung der völkischen Sowilo-Rune in der Zeit des Nationalsozialismus und der Othalarune durch Rechtsextreme schob die wunderbaren Symbole leider in das Feld der zeichenideologischen Indienstnahme.

Selbst die Kirche hat sich der Runenkraft bedient, indem sie aus Wynn und Gebo eine Binderune schuf – heute bekannt als Zeichen von Pax Christi, einer internationalen katholischen Friedensbewegung.

Runen entsprechen aber, nicht nur wenn man nordische Mythologie, Mystik, Tradition und Kultur zugrunde legt, in ihrer Gesamtheit allen Facetten des Universums und des Lebens schlechthin. Sie sind wie das I Ging aus dem großen Tao, dem Urgrund, geboren und haben das wunderbare Potenzial, uns zum höchsten Wohle mit ihrer Kraft zu dienen. Jede einzelne Rune hat eine starke Energie, die auf der Körper-, Gefühls- und Geistesebene wirkt, und dazu brauchen wir weder historische noch besondere „himmlische" Kräfte. Wir dürfen ruhig ganz normal sein, wenn wir mit einer achtsamen Grundhaltung die Runen in unsere Dienste rufen wollen.

HANDYENTSTÖRUNG MIT OTHALA

Im Rahmen meiner Ausbildung lernte ich die Othala-Rune als kraftvolles Zeichen und gute Alternative zu Erich Körblers Elektrosmog-Symbol kennen. Obwohl oft schon missbräuchlich verwendet (z.B. von Neonazis), wirkt die von schädlichen Einflüssen gereinigte Rune sehr gut, wenn man sie z.B. auf ein Klebeetikett aufmalt und auf das Telefon klebt (oder innen anbringt). Es entstört die schädlichen Frequenzen wirksam, wie energetische Testungen beweisen. Auch hier zeigt sich wieder das Prinzip der Dualität. Was die einen missbräuchlich benutzt haben, hat andererseits die große Kraft, Störfelder zu harmonisieren.

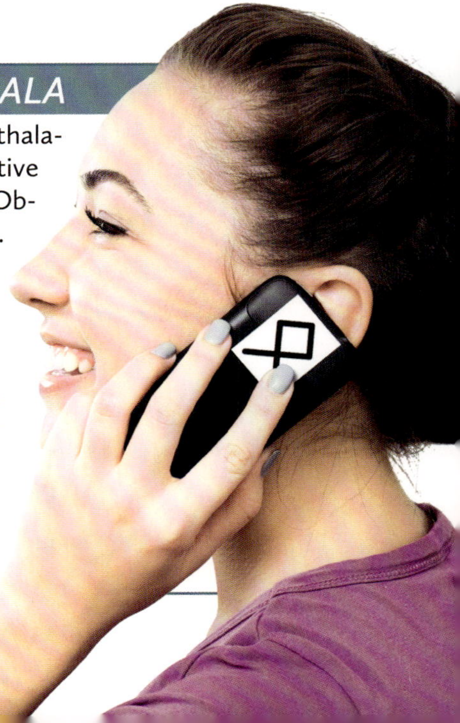

Entstörcodes

Durch den bewussten Gebrauch von Symbolen können störende Einflüsse von innen und außen abgemildert oder gar gelöscht werden. Das wusste auch der Wiener Forscher und Elektrotechniker Erich Körbler. Er hat uns mit seiner „Neuen Homöopathie“ Strichcodes und strichcodeähnliche Formen nahegebracht, die auf einfache Art und Weise eingesetzt werden können. Das von Körbler entwickelte „Elektrosmog-Entstörsymbol“ erinnert wohl nicht zufällig an die jahrtausendealten I-Ging-Zeichen. In der Regel werden diese Zeichen mit einem Testsystem wie Pendel, Einhandrute oder Körpertest ausgetestet.

Für dieses Buch und das Plakat habe ich aber diejenigen insgesamt neun Zeichen mit aufgenommen, die universell und effektiv auch ohne Testsystem eingesetzt werden können. Dazu noch die drei essenziellen Symbole Viereck, Dreieck und Pentagramm.

Elektrosmog-Symbol

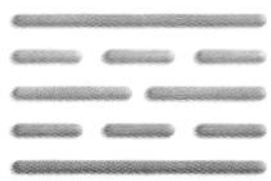

Das Elektrosmog-Symbol hat die Kraft, Handystrahlung und andere „störende“ Frequenzen für uns zu harmonisieren und verträglicher zu machen. Es kann zum Beispiel einfach auf Geräte aufgeklebt werden. Im übertragenen Sinne harmonisiert das Zeichen auch emotionale Situationen, die uns „stören“.

1 Strich

Er dient der Narbenentstörung. In der Neuen Homöopathie wird der einzelne Strich durch kreuzförmiges Aufmalen über die Narbe zur Entstörung verwendet. Mit der mentalen Vorstellungskraft können aber auch emotionale Narben im Herzen bereinigt werden, die zum Beispiel durch alten Liebeskummer oder Trauer entstanden sind. Ein Strich gehört zu den Ursymbolen der Menschheit, er ist in allen Höhlenmalereien überall auf der Welt zu finden.

Die „Gerade“ ist zugleich das einfachste Symbol in der Geometrie, sie beschreibt eine Wegstrecke zwischen zwei Punkten. Ein Strich zeigt uns die kürzeste und einfachste Wegstrecke an, um unser Ziel zu erreichen. Dabei ist die Einfachheit unser Wegbegleiter.

2 parallele Striche

Annehmen und Integrieren von Gegensätzen und nicht immer alles mit Gewalt ändern wollen, das sind die beiden Hauptbotschaften der Zahl 2, der Zahl der Polarität. Die Zwei repräsentiert die Dualität der Welt, das Männliche und das Weibliche.

Das Zeichen können Sie gedanklich oder direkt in Bilder oder Situationen hineinmalen, über die Sie im Zweifel oder im Zwist sind. Sinnvoll ist es, darüber zu reflektieren, dass in der Dualität der eine Teil bereits im anderen enthalten ist. Ohne die Dunkelheit könnten wir das Licht gar nicht erkennen. Die Zwei hilft, aus unseren ständigen Bewertungen herauszukommen und die vermeintlichen Gegensätze in Frieden ruhen zu lassen.

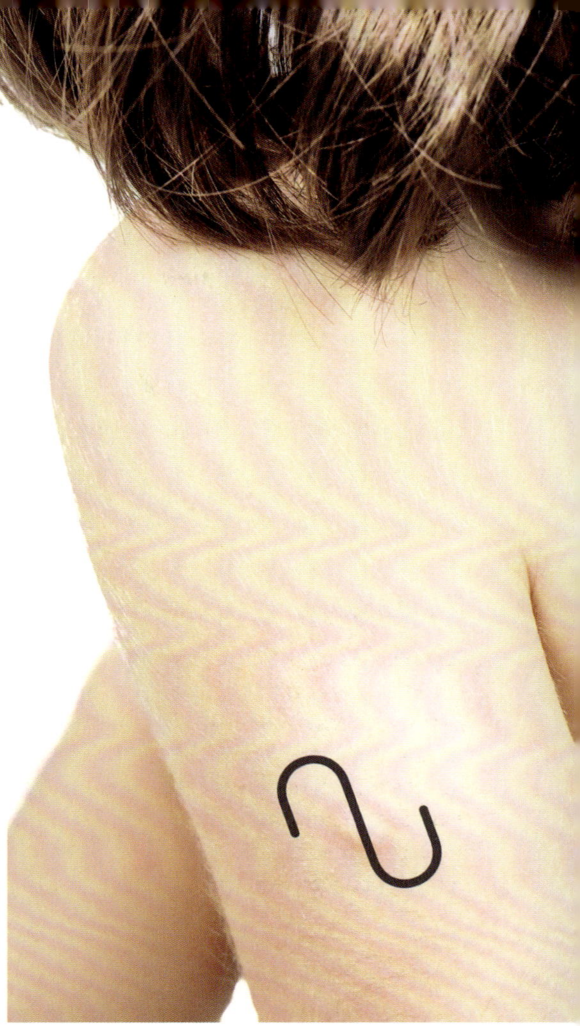

Umkehrzeichen Sinus - die störende Information wird „zum Absender" zurückgeschickt.

3 parallele Striche

Die drei Striche werden überall dort eingesetzt, wo es eine dritte Perspektive braucht, um weiterzukommen. Harmonie und Gleichgewicht und die dreifaltige Natur des Universums gehen über das Hin und Her der Meinungen hinaus. Körper, Seele und Geist sind die Einheit der drei Aspekte des Menschen und mit der Drei entsteht immer etwas Neues im Leben. Die Drei als die göttliche Zahl hilft Ihnen dabei, in unentschiedenen Situationen Neues in Ihr Leben zu integrieren. Sie bringt genügend Lebenskraft, um sich an neue Unternehmungen heranzuwagen. Bei den verschiedensten Problemen kann sich als Lösung auch etwas „Drittes" ergeben, eine ungeahnte ganz neue Möglichkeit.

Sinus-Zeichen

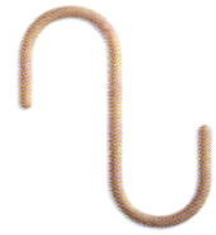

Es sollte nicht zur Veränderung von positiven Situationen angewendet werden! Auf den Körper aufgemalt oder über einen negativen Satz geschrieben, wird eine unverträgliche Schwingung wieder verträglich gemacht. Das Sinuszeichen will signalisieren, dass eine Situation ins Gegenteil verkehrt ist und etwas in Ihrem Leben aus dem Zustand der natürlichen Harmonie gefallen ist. Wenn etwas von außen geschickt wurde, das nicht in Ordnung ist, dann schickt das Sinuszeichen die Energie „postwendend" zurück.

Ypsilon

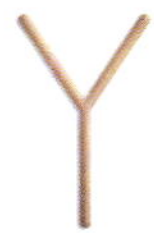

Das Ypsilon ist ein positives Verstärkungszeichen, es kann aber auch Negatives verträglicher oder unschädlich machen. Beispielsweise haben auch unsere Antikörper nicht zufällig eine Ypsilonform. Auch sie machen Unverträgliches verträglich bzw. unschädlich. Die Kräfte kann man sich zum Beispiel durch Aufmalen des Zeichens auf Medikamente oder Lebensmittel zunutze machen. Positive Botschaften, zum Beispiel aufgeschriebene Affirmationen, werden dadurch verstärkt und manifestiert, indem man das Ypsilon darübermalt.

Doppel-Ypsilon

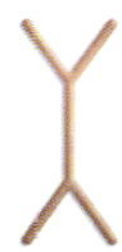

Das Doppel-Ypsilon ist ein kraftvolles Verstärkungszeichen und bringt positive Kraft in alle Richtungen. Auf den Körper aufgemalt, nutzt man das Doppel-Ypsilon vorwiegend dazu, um Wechselwirkungen oder auch Selbstzerstörungstendenzen auszugleichen. Dieses Zeichen sorgt auch für einen symbolischen Ausgleich zwischen „himmlischen" und „irdischen" Aspekten im Menschen. Es kann angewendet werden, wenn man das Gefühl hat, dass einen das Leben aus der Bahn wirft. Möglicherweise handelt es sich auch um Hormonschwankungen oder negative Gedanken, die Sie aus Ihrem Gleichgewicht gebracht haben. Das Doppel-Ypsilon verhilft wieder zur inneren Mitte und lenkt hin zum eigenen ruhenden Pol.

Himmelhochjauchzend/zu Tode betrübt – wenn Sie das Spielchen kennen, dann probieren Sie das Doppel-Ypsilon aus, indem Sie es mit Gedankenkraft auf ein Glas Wasser speichern und anschließend schluckweise trinken. Beide Pole werden wieder in Harmonie kommen.

Balkengleiches Kreuz

Das balkengleiche Kreuz bringt Schutz und Abwehr, wo dies notwendig ist. In der Informationsmedizin findet das balkengleiche Kreuz hauptsächlich bei der Wohnraumsanierung Anwendung, um z.B. Wasseradern oder andere geopathogene Zonen abzuschirmen.

Man kann es einfach unter das Bett oder den Arbeitsplatz legen. Als sehr gutes Schutzzeichen kann man es direkt oder mit der reinen Vorstellungskraft installieren, wenn negative Energien abgewehrt werden sollen. Man fühlt sich einfach wieder mehr behütet und beschützt und findet wieder zurück in einen Zustand der Harmonie.

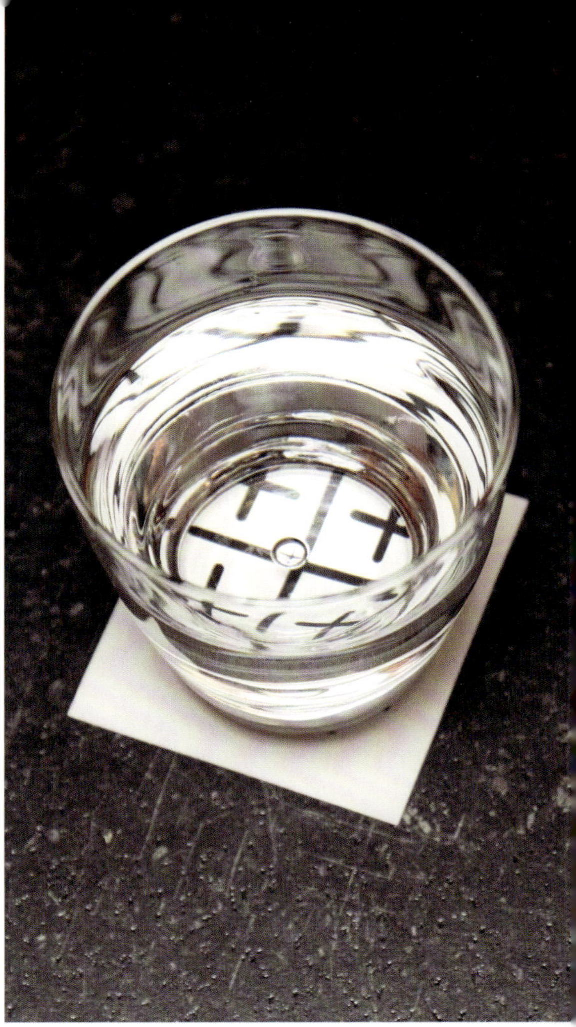

Kreuzformen sind nützliche Schutz- und Abwehrzeichen, z.B. auch gegen Grippeviren.

Jerusalem-Kreuz

Das Jerusalemkreuz ist ein oft benötigtes kraftvolles Schutzzeichen. Es bringt Schutz und Abwehr bei Angriffen von außen und negativen Energien. Niemand muss sich solche negativen Beeinflussungen gefallen lassen. Eine abschirmende Wirkung kann man zum Beispiel erzielen, indem man das Jerusalemkreuz direkt auf eine Störzone auflegt oder das Zeichen mit Gedankenkraft in Richtung des Störfeldes projiziert.

Auch wenn Sie nur mal wieder in Ihre Kraft kommen wollen oder müssen, können Sie das Jerusalemkreuz benutzen, z.B. indem Sie Wasser damit informieren. Bei Stalltieren kann das Jerusalem-Kreuz, das man an der Box aufbringen kann, helfen, „Abstand“ zu wahren.

Viereck

Das Viereck ist das Symbol der Materie und der Erde. Es ist heutzutage gerade in spirituellen Kreisen, die ihren Blick allzu oft nur „nach oben" richten, notwendiger denn je geworden. Der Himmel ist nicht nur oben, sondern vor allem in uns selbst. Wir haben die hohe Bedeutung der Erde vergessen, und immer wieder müssen wir im positiven Sinne den Blick nach unten auf den Boden, der uns trägt, richten und uns gut erden. Sonst fliegen wir davon, wie die Seele während des Schlafes, und verlieren die Bodenhaftung. Das Viereck schenkt uns einfach Sicherheit und Geborgenheit, so wie es eine gute Mutter leisten kann.

Dreieck

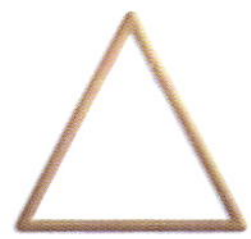

Das Dreieck ist ein guter Beschleuniger von Situationen, die ins Stocken geraten sind. Es kann Staus aller Art auflösen, selbst diejenigen auf der Autobahn. Hier schickt man es mit der Spitze nach vorne in die Autokolonne hinein und beobachtet, wie es rasant nach vorne läuft. Es kann auch dann notwendig sein, wenn man die Dinge zu lange hat liegen lassen und wenn aufgeräumt werden sollte. Mit der Hilfe des Dreiecks erledigen sich die Dinge einfach schneller. Hier geht es ums Anpacken und zielgerichtete Voranschreiten!

Pentagramm

Das Pentagramm verbindet uns mit der Liebeskraft, und das ist in unseren modernen Zeiten dringend notwendig. Die Venus ist der Schwesterplanet der Erde, und beide drehen sich gemeinsam um die Sonne. Immer wieder treffen sie sich auf einer Linie und bilden am Ende die Form des Pentagramms. Es ist der Fünfstern der Liebeskraft. Wenn Sie das Gefühl haben, dass die Liebe in Ihrem Leben verloren gegangen ist oder die Menschen nur noch lieblos miteinander umgehen, dann gehen Sie mit der Venus in Kontakt und erinnern sich an ihr schwesterliches Verhalten. Sie können den Fünfstern in Ihrem Herzen speichern oder im Freien oder im Zimmer auflegen. Es tut einfach gut!

Um mit dem Plakat arbeiten zu können, ist kein Hintergrundwissen notwendig; hier fließen die Energien auch ohne jegliches „Kopfwissen".

Gaia-Codes

Bewusst habe ich für diejenigen Symbole, die ich speziell für dieses Buch und das Plakat erstellt habe, geschwungene runde Wellenformen gewählt. Nachdem die überlieferten Zeichen aus dem I Ging und den Runenwelten durch ihre geradlinigen Formen eher „männlichen" Charakter haben, legte mir Mutter Erde nahe, dass es hierzu quasi einen weiblichen Ausgleich bräuchte, um die Gesamtharmonie und das wirkreiche Zusammenspiel der Kräfte zu gewährleisten – die Gaia-Codes! Die Gaia-Codes sollten den Rahmen des Plakates bilden, um die männlichen Kräfte schützend einzuhüllen, damit auch deren Verletzungen geheilt werden könnten – zum Wohle der beiden Geschlechter und Pole auf der Erde. Denn nur wenn der Missbrauch an der Erde und allem Weiblichen durch pervertierte männliche Energien aufhören würde, könnte auch das weibliche Geschlecht endlich heilen.

Gaia ist die Göttin der lebenserzeugenden, lebenstragenden und nährenden Erde, der großen beseelten Erdenmutter. Das griechische Wort für Land/ Erde ist ge oder ga. Gaia ist die Tochter der Nyx, der Göttin der Nacht und ursprünglichen Finsternis. Sie entstand im Weltenei, das Nyx in den Schoß der Dunkelheit gelegt hatte. Gemeinsam mit ihrer Mutter Nyx und ihrer Tochter Tethys, dem Urmeer, bildet Gaia eine Göttinnen-Trinität, die aus dem Urchaos die Schöpfung hervorbrachte.

Rund und gut. Abgerundete Strich- und Symbolformen repräsentieren seit jeher das weibliche Prinzip.

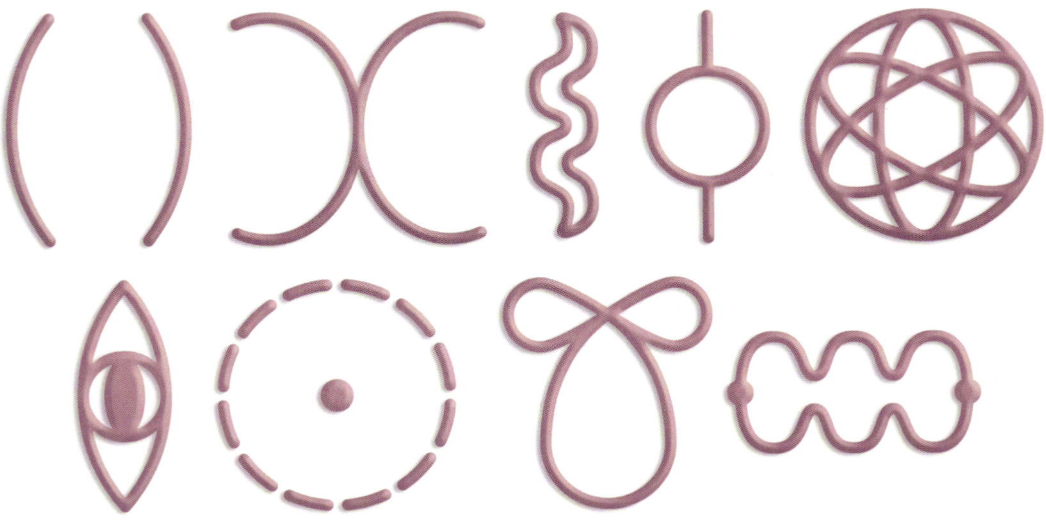

Das männliche Prinzip drückt sich in der Geraden aus, in der Linie und in einer Bewegung, die nach außen gerichtet ist. Es bezeichnet das gebende aktive Prinzip und den Fortschritt, so wie wir ihn kennen. Die männliche Sicht entspricht unserer modernen technischen Weltanschauung und Weltgestaltung. Gaia zeigt sich eher in der wellenförmigen Bewegung und der Spiralform, in der sich alles Leben fortbewegt.

Wenn man genauer hinsieht, dann kommt die Gerade in der Schöpfung eigentlich gar nicht vor, sondern eine Linie erscheint uns nur durch unser räumlich begrenztes Sehen gerade, sie ist aber gekrümmt, weil das Universum gekrümmt ist. Wenn wir den Horizont am Meer sehen können, erscheint uns die Linie gerade – wir wissen aber, dass die Erde rund ist, also auch der Horizont eine gewisse Krümmung haben muss.

Gaia ist also nicht etwa aus einem geradlinigen Prozess mit Anfang und Ende entstanden, sondern aus dem Urchaos.

Und so fühlt sich unsere Welt mit ihrem ständigen Auf und Ab auch immer noch an. Von Ordnung nicht die Spur, zumindest nicht sehr sichtbar. Gaia, die Mutter der ganzen Schöpfung und die Mutter allen irdischen Lebens ist nicht nur Ur-Gebärende und Nährende, sondern auch die Göttin des Todes und der Lebenserneuerung. Sie ist Gebieterin über Leben und Tod, über die Kraft der Erneuerung und die Zerstörung. Als Mensch hängen wir von ihr ab. Gaia steht auch für alles, was Materie und Struktur ist, für den Körper, für kreative Schaffenskraft und für das sich selbst regulierende System von Gesundheit und Lebensenergie.

Mutter Erde ist ein lebender, pulsierender Organismus, ein Wesen mit Bewusstsein, mit dem wir entsprechend auch kommunizieren können, zum Beispiel mithilfe der Sprache von Symbolen und Zeichen. Gaia liebt uns als ihre Kinder und möchte gerne mit ihren Geschöpfen in Harmonie und Frieden leben. Wenn dies nicht möglich ist und wir über die Stränge schlagen, dann kann sie sich auch wehren. Stürme, Überschwemmungen und Umweltkatastrophen zeigen uns, dass wir uns nicht alles erlauben können und wieder achtsamer sein müssen.

Wertschätzen wir die Urmutter und verbinden wir uns mit ihr, dann fördert sie unser Wohlbefinden und schenkt uns Geborgenheit. Aus der Urmutter heraus entsteht alles Leben. Sie ist immer anwesend und für uns da, auch wenn sie im Unsichtbaren verbleibt.

Wenn Ihnen ein Gaia-Symbol bei Ihrem Anliegen helfen soll, dann geht es auch um das Vertrauen in diese allumfassende nährende Präsenz, um die bedingungslose Liebe zu allem, was ist, und um die Hingabe an dieses Leben.

Wellenformen als Ausdruck der Lebensenergie

Über Jahrhunderte hat sich unsere Wissenschaft auf Materie und Teilchen konzentriert. Die neuere Quantenphysik hat nun aber herausgefunden, dass es, wenn überhaupt, nur eine extrem geringe Menge an Materie in Form von kleinsten Teilchen gibt. Das eigentlich Bestimmende, aus dem alles entsteht, ist der Raum! Hier haben wir wieder die Vorstellung des großen Tao oder der Urmatrix, der Gebärmutter, aus der alle Realität gebildet wird.

Dieser Raum ist ein Quanten-Raum und keine Ansammlung von materiellen Teilchen. Wir sollten also aufhören, uns die Materie, die Realität, auch die unserer Körper, als eine Ansammlung von winzigen Teilchen vorzustellen. Wir sind Schwingungen, Wellen, die auf andere Wellen und Schwingungen reagieren und mit ihnen kommunizieren. Die Wellenformen der Gaia-Codes kommunizieren mit uns über die Möglichkeiten der Heilung, und wir benutzen sie, um Heilimpulse freizusetzen.

Spirale

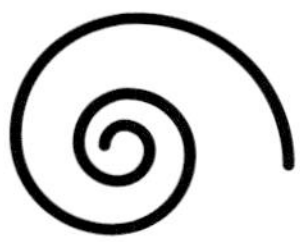

Riesige Ansammlungen von Milliarden von Sternen mit einem hellen, kugelförmigen Sternenhaufen in der Mitte drehen sich als Spiralgalaxien im Universum. Nach Wilhelm Reich ist die Spirale eine der wichtigsten Bewegungsformen der Orgon- oder Lebensenergie. Die Spirale ist ein uraltes heiliges Symbol aller Kulturen. In der Natur ist die Spiralform immer wieder zu finden: in Muscheln, Sonnenblumen, Spinnennetzen, im DNA-Molekül, in Wasserströmungen und Luftwirbeln.

Die Spirale ist auch Symbol für unendliche Bewegung, z.B. für die Schwingung von Energien.

Yin-Yang-Symbol

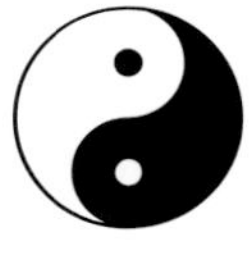

Das Yin-Yang-Symbol zeigt das Prinzip vereinter weiblicher und männlicher Kraft. Trotzdem ist das Symbol gemäß dem weiblichen Prinzip in weichen und runden Formen geschwungen. Es zeigt das aufnehmende und empfangende Wesen, das für die Vereinigung der Welt notwendig ist. Männlich und weiblich umschlingen sich gegenseitig und behüten den jeweils anderen Pol in sich, was mit dem dunklen und hellen Punkt symbolisiert ist.

Kundalini-Schlange

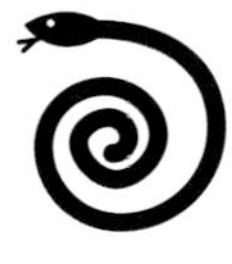

Die am Wurzelchakra zusammengerollte Schlange symbolisiert unsere urweibliche geistig-spirituelle Energie. Die Schlange besitzt das große Wissen um den Ursprung der Menschheit und die Lebenskraft des Universums. Kundalini wartet darauf, durch Bewusstheit von uns erweckt zu werden, um entlang der Pranaröhre der Wirbelsäule aufzusteigen.

Äskulapstab

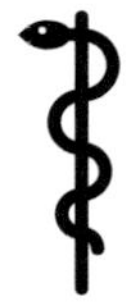

Als Sohn von Apollon, dem Gott des Lichts und der Heilung, wurde Asklepios vom heilkundigen Kentauren Cheiron erzogen und in der Heilkunde ausgebildet. Dargestellt wurde Asklepios meist als bärtiger Mann, der sich auf einen Stab stützt, der von einer Schlange umwunden wird. Asklepios soll bei Wanderungen oder auf dem Weg zu Kranken immer eine Äskulapnatter dabeigehabt haben, die sich um seinen Wanderstab ringelte. Seit Menschengedenken gilt die Schlange als ein bedeutendes mystisches Wesen und als Symbol der Heilkunde.

Ellipsen – Planetenbahnen

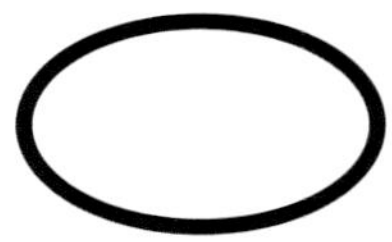

Nach den Theorien von Ptolemäus und Kopernikus bewegten sich die Planeten auf ineinander geschachtelten Kreisbahnen. Johannes Kepler fand dagegen heraus, dass sich die Planeten auf ellipsenförmigen Bahnen bewegen. Der Astronom und Naturphilosoph veröffentlichte seine Erkenntnisse über die Planetenbahnen in seinen drei „Kepler'schen Gesetzen".

Eiförmige Aura

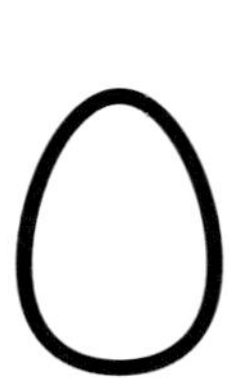

Die Aura des Menschen ist nicht rund, sondern eiförmig. Das elektromagnetische Feld der Aura füllt sich in der Kindheit und im Erwachsenenleben durch zunehmendes Bewusstsein und speichert alle physischen, mentalen, emotionalen und feinstofflichen Erfahrungen auf. Wir können uns diese den Körper umgebende eiförmige Hülle als mit Licht gefüllt vorstellen, damit wir gut geschützt und geborgen sind.

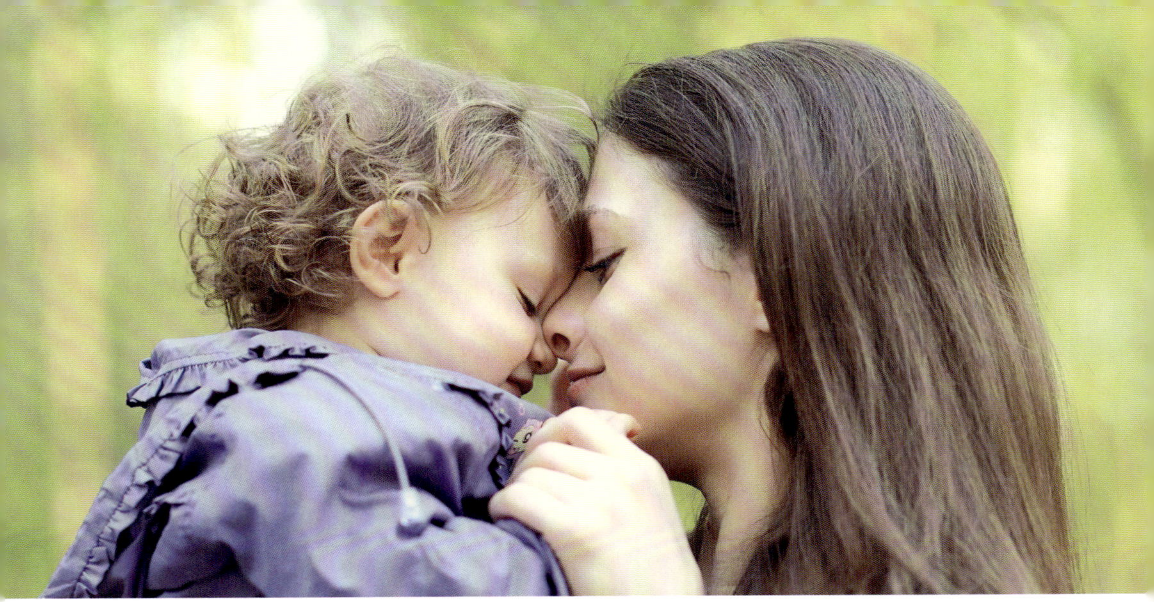

Die weibliche Kraft bringt das Leben hervor und bietet Schutz und Geborgenheit.

Formen als Geschenk der Liebe der Urmutter

Ich sehe in dem großen Urgrund, der Mutterkraft, dem Tao des Bewusstseins, dem großen Nichts, der Leere oder der Matrix des Bewusstseins das Gleiche: die unendliche bedingungslose LIEBE, die manche als Gott bezeichnen, die aber noch viel mehr ist als das und noch viel ursprünglicher als jede Gottesvorstellung. Letztendlich ist der große Urgrund schon länger da als jeder Gott, und „lange" hat auch keine Bedeutung, da es hier um die Unendlichkeit geht. Und diese können wir mit unseren Sinnen und Mitteln gar nicht erfassen.

Jegliche Form, die ganze Natur, der Mensch und alle Geschöpfe und damit auch all die wunderschönen und wirksamen Symbole und Zeichen sind Ausdruck dieser Liebe, die sich in Form von LICHT bildet und sich damit für uns sichtbar macht. Denn wir können nur das anwenden, was wir wahrnehmen und mit unserem Geist und Bewusstsein erfassen können. Licht ist das Kommunikationsmittel, mit dem wir mit dem Urgrund in Kontakt gehen können. Es verbindet uns mit der Liebe und dem Bewusstsein des Herzens der Welt.

Manche Männer bemühen sich lebenslang, das Wesen einer Frau zu verstehen. Andere befassen sich mit weniger schwierigen Dingen, z.B. der Relativitätstheorie.

Albert Einstein

Platonische Körper

Die platonischen Körper sind fünf besonders regelmäßige Vielflächner, die sogenannten „konvexen Polyeder". Sie heißen Hexaeder, Tetraeder, Ikosaeder, Oktaeder und Dodekaeder. Die Namen der platonischen Körper stammen aus dem Griechischen und beziehen sich auf die Anzahl ihrer Flächen:

- Hexaeder: Sechsflächner bzw. Würfel aus sechs Quadraten (hexa = sechs)
- Tetraeder: Vierflächner aus vier Dreiecken (tetra = vier)
- Ikosaeder: Zwanzigflächner aus zwanzig Dreiecken (iko = zwanzig)
- Oktaeder: Achtflächner aus acht Dreiecken (okta = acht)
- Dodekaeder: Zwölfflächner aus zwölf Fünfecken (dode = zwölf)

Diese speziellen Körper sind schon seit Jahrtausenden bekannt und hatten seit der Antike auch großen Einfluss auf das Weltbild. Mit der geometrischen Perfektheit der fünf Körper wollte man die Zusammensetzung und die Gesetzmäßigkeiten des Universums beschreiben. Auch Johannes Kepler sah in ihnen alle Elemente und das Universum symbolisch dargestellt: Würfel = Erde, Tetraeder= Feuer, Oktaeder = Luft, Ikosaeder = Wasser, Dodekaeder = Universum

Die besonders regelmäßigen und symmetrischen Strukturen der platonischen Körper findet man auch in der Natur, zum Beispiel in Kristallen, Erzen und sogar in Viren, die eine ikosaederförmige Hülle aus Proteinen bilden, um sich zu schützen.

Man kann die platonischen Körper als Bausteine des Lebens ansehen. Jede dieser fünf Grundformen hat eine bestimmte Wirkung, die den vier Elementen Feuer, Wasser, Luft, Erde sowie dem Äther (Chi, Prana) zugeordnet werden kann:

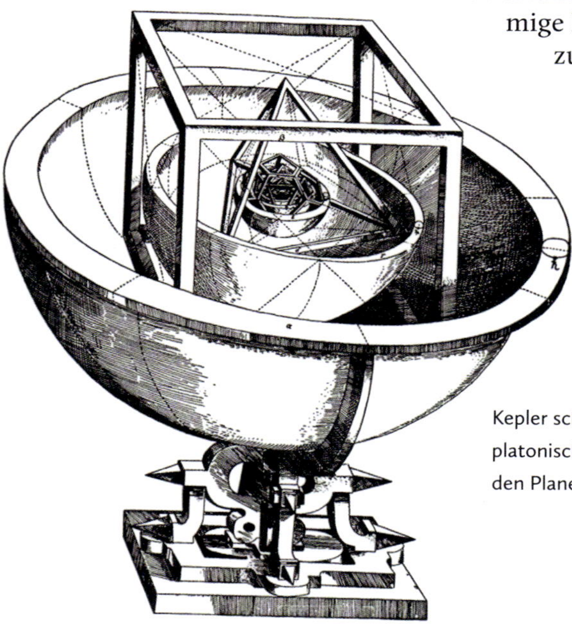

Kepler schaltete zwischen die Planeten die fünf platonischen Körper. So wurde der Abstand zwischen den Planeten erklärbar.

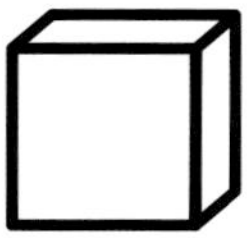

Hexaeder

Element Erde: Sicherheit, Halt, Stabilität, Ursprünglichkeit, Erdung, Wurzel-Chakra

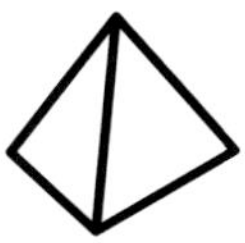

Tetraeder

Element Feuer: Aktivität, Begeisterung, Dynamik, Fortschritt, Kraft, Solarplexus-Chakra

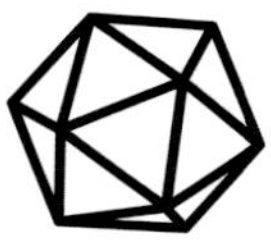

Ikosaeder

Element Wasser: Fließen, Gefühl, Sensibilität, Hingabe, Mitgefühl, Sakral-Chakra

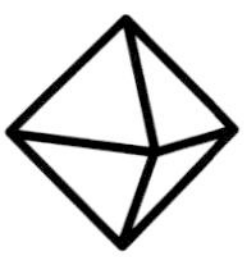

Oktaeder

Element Luft: Wissen, Kommunikation, Vermittlung, Leichtigkeit, Freiheit, Hals-Chakra

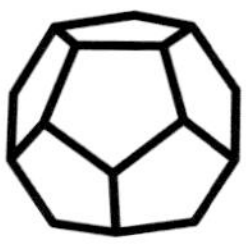

Dodekaeder

Äther (Prana, Chi): Göttlichkeit, Lebensenergie, Licht, Liebe, Einheitsbewusstsein, Herz-Chakra

Da die Geometrie auch die Ordnungskriterien der Natur und des Universums widerspiegelt, sind sie besonders gut geeignet, um die Ordnung dort wiederherzustellen, wo etwas „aus der Ordnung" gefallen ist. Sie eignen sich auch dazu, um eine „nicht natürliche" Nutzung, zum Beispiel von Symbolen, zu löschen und sie einer natürlichen Ordnung zuzuführen. Deshalb und weil ich dies auch energetisch nachgeprüft habe, eignen sich die fünf platonischen Körper hervorragend für alle energetischen Reinigungszwecke. Schon Johannes Kepler (1571–1630) entdeckte in diesen Körpern eine ganz besondere „Sphärenharmonie". Jeder platonische Körper besitzt eine Innenkugel, auf der die Mittelpunkte sämtlicher Flächen des Körpers liegen, und eine Außenkugel, auf der sich sämtliche Körperecken befinden. Diese Eigenschaft nutzte Kepler 1596 in seinem Jugendwerk „Mysterium Cosmographicum" aus, um die Abstände der damals sechs bekannten Planeten des Sonnensystems zu erklären.

Reinigungsritual für Symbole

Symbole sind sehr kraftvolle Wesenheiten, hinter denen weit mehr steckt, als ihre äußere Form verraten mag. Der Terminus „Symbol" steht für Erkennungszeichen, für Sinnbild oder für einen Bedeutungsträger, der für etwas weit Tieferes steht, das dahintersteckt. Wenn vielen Menschen bzw. einer bestimmten Gruppe ein Zeichen sehr geläufig ist, dann haben die meisten dieser Menschen eine gleiche oder ähnliche Vorstellung von dessen Bedeutungsgehalt. Dennoch sind es „nur" Assoziationen, die damit verbunden sind, und damit laufen in den Köpfen der Betrachter ganz viele unterschiedliche Filme, Gedanken und Gefühlswelten ab, die sich vielleicht ähneln, aber niemals gleich sind.

Nehmen wir als Beispiel das christliche Kreuz. Die einen mögen die Institution Kirche damit in Verbindung bringen (was wiederum zu vielfältigen weiteren Assoziationen führt), die anderen die Kreuzigung, die Nächsten die reine Christusliebe usw. Energetisch betrachtet, ist es interessant, dass manche Symbole für Menschen, Tiere oder Pflanzen eine stärkende Wirkung haben, andere das Biosystem aber schwächen und das sogar dann, wenn wir eigentlich die Intention hatten, das Symbol als Heilimpuls oder positive Kraft nutzen zu wollen. Mit Muskeltest, Pendel oder Tensor kann man diese verschiedenen Wirkungen gut nachvollziehen.

BEFREIUNG VON SYMBOLEN

Auf die Idee, dass an und für sich für Heilzwecke wunderbar geeignete, sehr kraftvolle Symbole „verunreinigt" sein könnten, kam ich während eines Seminars, an dem es einer Teilnehmerin immer schlechter ging. Sie hatte das Gefühl, ihre linke Körperseite sei ganz kraftlos, fast wie gelähmt. Energetisch betrachtet verlor sie auf dieser Seite „Wasser", was sie deutlich spürte. Beim Austesten stellte sich ein Zeichen, das sie sich um den Hals gehängt hatte, als schwächend heraus, und beim weiteren Nachtesten wurde klar, dass die „Wesenheit Symbol" – in diesem Fall ein Salomonsiegel – sich melden wollte, um endgültig aus den manipulativen Fängen der Nazizeit befreit zu werden. Wir reinigten das Symbol mit der Vorstellung von Licht und Befreiung aus Ketten. Das dauerte etwa zwei Minuten. Schon während dieser Aktion ging es der Seminarteilnehmerin stetig besser, sie bekam wieder Farbe im Gesicht, und die linke Körperseite zeigte keinerlei Symptome mehr.

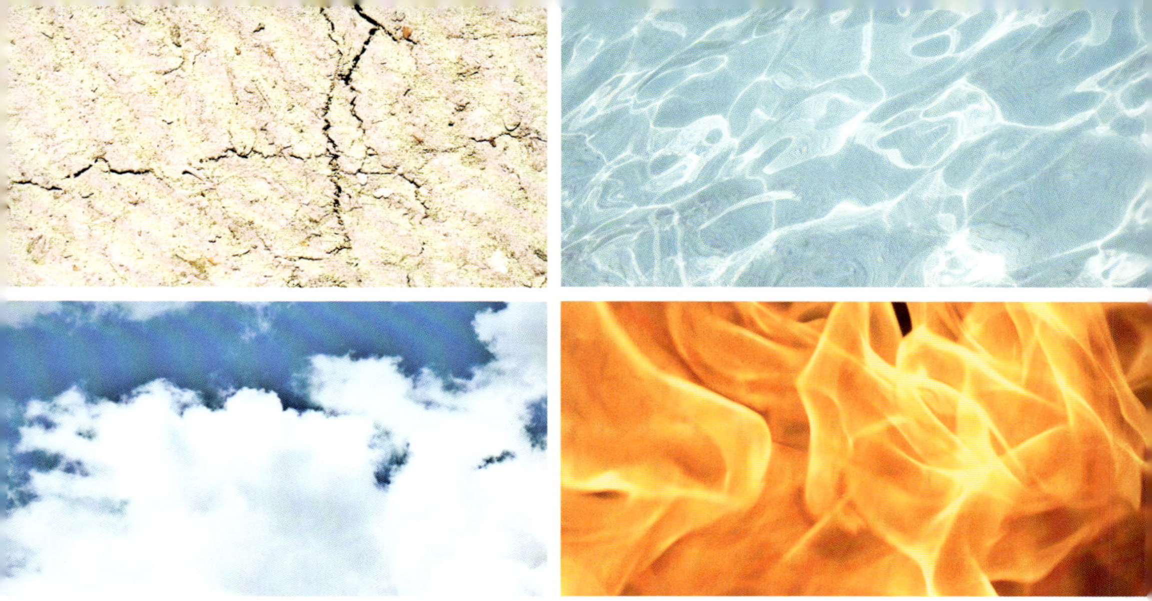

Die Natur mit ihren vier Elementen kann uns körperlich und seelisch reinigen.

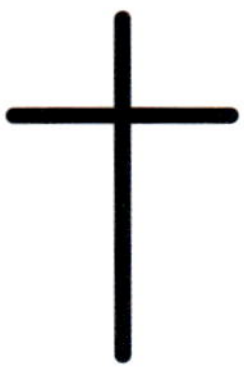

Das Kreuz ist das Hauptsymbol der Christen. Es soll daran erinnern, dass Jesus Christus durch sein Sterben am Kreuz und seine Auferstehung Sünde und Tod besiegt und dadurch die Menschen erlöst hat. Das Symbol ist aber leider so stark mit dem Thema Leiden und Sterben beladen, dass es energetisch oft schwächend wirkt.

Ursprünglich war das „sýmbolon" ein Erkennungsmerkmal, mit dem zwei Parteien, Freunde oder Vertragspartner sicherstellen wollten, dass sie einander vertrauen konnten bzw. wussten, dass der andere kein Feind war. Dazu wurde ein Knochen oder ein Tongegenstand in zwei Teile gebrochen, und jeder der beiden Partner erhielt ein Bruchstück. Bei einem erneuten Zusammentreffen konnte die Legitimität der Beteiligten überprüft werden, indem die Teile passend zusammengebracht wurden. Quasi eine Art altertümliches „Passwort". So wie Feinde allerdings manchmal versuchen, den Code der gegnerischen Partei zu knacken, so gab es leider in der Geschichte der Symbole auch immer wieder „erfolgreiche" Versuche, sich deren energetische Kraft für missbräuchliche Zwecke einzuverleiben. Dass diese Manipulation möglich war und ist, spricht für die große Kraft der Zeichen. Symbole haben oft eine starke Wirkung auf das Unterbewusstsein und können somit das Verhalten von Menschen beeinflussen. Sie können spontane körperliche, gedankliche oder emotionale Reaktionen auslösen, die durch frühere Konditionierungen, auch in Vorleben, entstanden sind.

Das Problem der Vereinnahmung durch die „andere Seite“ kennen wir bei den Runenformen, vor allem bei der Sowilo-Rune durch Hitlers SS, aber auch durch die Benutzung des ursprünglich sehr kraftvollen Heilzeichens „Salomon-Siegel“ zu Denunziationszwecken als „Judenstern“. Es gibt noch zahlreiche andere Beispiele.

Wir leben auch heute noch in einer Zeit, in der wir jeden Tag mit dem Thema „Manipulation“ konfrontiert sind und wo jeden Tag Missbrauch mit Informationen und an und für sich hilfreichen und nützlichen Kräften passiert. Insbesondere die Runen wollten von alten Anhaftungen und einer Verwendung zu manipulativen Zwecken befreit werden, damit sie uns ihre ganze Kraft und lichtvolle Essenz zur Verfügung stellen können.

Ein gutes Reinigungsritual war hier notwendig, das auch Sie selbst generell verwenden können, um hilfreiche Zeichen und Symbole wieder in ihre volle Licht- und Liebeskraft zu bringen.

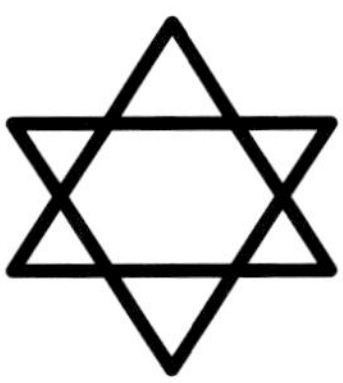

Salomonsiegel – Davidstern – Judenstern; das Siegel geht auf den biblischen König Salomo zurück, der laut Überlieferung als der größte und mächtigste König des Volkes Israel galt. Im Arabischen ist Salomo als Soliman bzw. Süleyman bekannt. Er gilt dort als der Herrscher über die Dschinn, der allen Lebewesen, auch den Geistern, Dämonen und sogar dem Teufel, befehlen und sie mit seiner Macht auch einsperren kann. Es wird berichtet, dass Salomo einen Talisman gehabt habe, mit dem er seine Macht ausüben konnte, das Salomonsiegel. Negative Kraft haftete ihm an, als es im Dritten Reich als Judenstern benutzt wurde. Es ist jetzt wieder frei und für Heilzwecke gut einsetzbar!

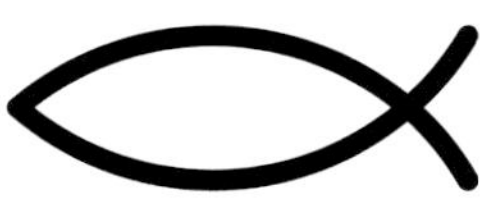

Das Symbol des Fisches ist eines der ältesten Symbole für Jesus Christus und zugleich geheimes Erkennungszeichen des Urchristentums, das die reine christliche Nächstenliebe ohne Vereinnahmung durch machtlüsterne Menschen leben wollte. Aus Angst vor Verfolgung zeigten die Menschen mit diesem Zeichen: Wir gehören zu Jesus Christus. Auf Griechisch heißt Fisch „ICHTHYS“. Die einzelnen Buchstaben dieses Wortes können jeweils den Anfang eines neuen Wortes bilden. Zusammen entsteht daraus das (geheime) Glaubensbekenntnis:

I = (J) = Jesus, Ξ = (Ch) = Christus, Θ = (Th) = Theos = Gott
Y = (Y) = Hyios = Sohn, Σ = (S) = Soter = Erlöser

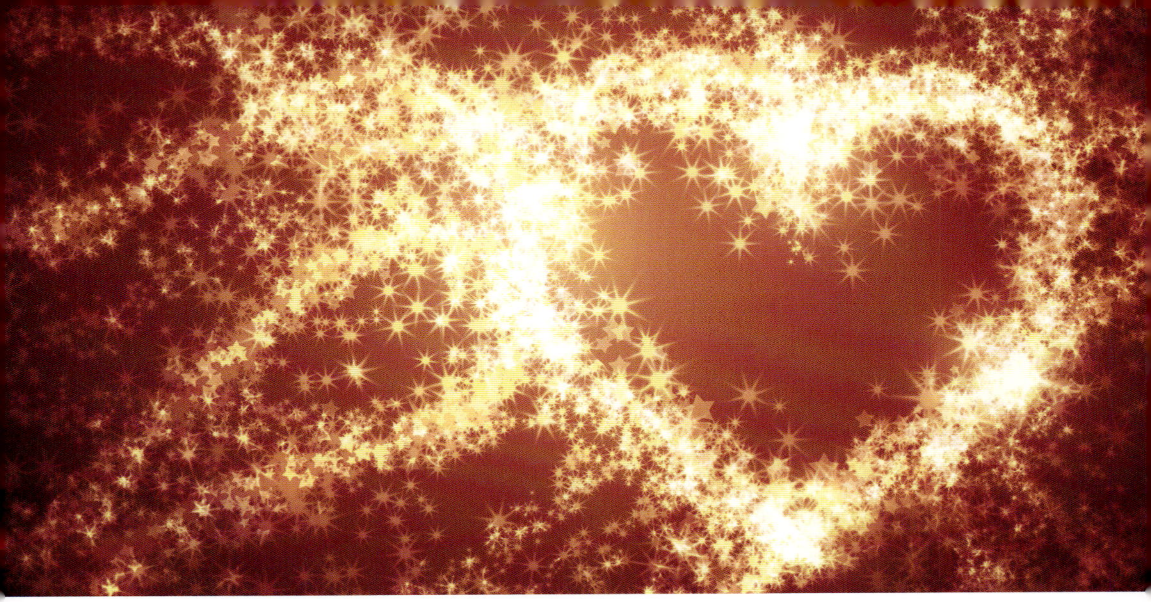

Die Wirkung von Licht und Energie hängt von unserer Intention ab.

Das heißt so viel wie: Ich glaube an Jesus Christus, den Sohn Gottes und Erlöser der Welt. Der Fisch ist sozusagen das Erkennungszeichen der Christen untereinander.

Im Gegensatz zum Leidenskreuz wirkt dieses Zeichen energetisch nicht negativ, es ist anscheinend noch von der ursprünglichen Nächstenliebe der Urchristen durchdrungen. Vielleicht erfreut es sich deshalb heute wieder steigender Beliebtheit.

Es ist wichtig, dass wir keine Angst vor der Verwendung von Symbolen haben, wenn wir sie zu Heilzwecken ausgetestet oder intuitiv ausgewählt haben. Denn sie wollen uns gerne mit ihren starken Kräften zur Verfügung stehen. Es kommt immer darauf an, wie Heilimpulse benutzt werden. Sie wegzuwerfen oder zu ignorieren, wäre sehr schade, denn sie haben für uns großen Nutzen auf der körperlichen, seelischen und geistigen Ebene. Solange es die Polarität gibt, so lange wird es auch die Verwendung durch beide Seiten geben, zum Wohle der Schöpfung ebenso wie zu ihrem Nachteil. Sorgen wir dafür, dass irgendwann die lichtvolle Seite heller leuchtet und der Schatten bleiben darf, aber keiner mehr Angst davor haben muss!

Ich freue mich, dass die wundervollen jahrtausendealten Zeichen in diesem Buch auf diese Weise in ihre ganze lichtvolle Kraft und in ihren ursprünglichen göttlichen Zustand zurückgebracht werden konnten. Sie selbst können damit auch andere Symbole effektiv reinigen und aktivieren.

PRAKTISCHE REINIGUNG VON ZEICHEN UND SYMBOLEN

Alle Zeichen in diesem Buch bzw. auf dem Plakat wurden einer Reinigungszeremonie unterzogen, die Sie jederzeit auch für andere Symbole leicht nachvollziehen können. Dies geschieht mit der bloßen Vorstellungskraft und aus reinem offenem Herzen. Es ist gewährleistet, dass die Zeichen, die Sie hier benutzen, ausschließlich im positiven göttlichen Sinne wirken. Ich gehe davon aus, dass Sie energetische Kräfte grundsätzlich zum Wohle von allen Beteiligten nutzen wollen. Nur auf diese Weise werden die Zeichen ihre heilsame Arbeit bestens vollziehen können, und Sie werden das auch spüren.

Die einzelnen Stufen, um Symbole in ihre volle Heilkraft zu bringen, am Beispiel der Rune Tyr:

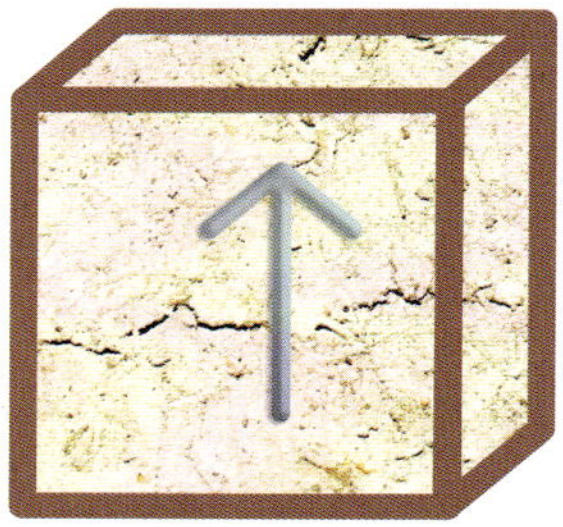

Hexaeder – Erde – ***Ausruhen***

1. **Schritt/Visualisierung:** Das Symbol geht in die Arme der großen Mutter Erde hinein, es wird dort geborgen und ruht sich aus, um zu neuer Kraft zu gelangen.

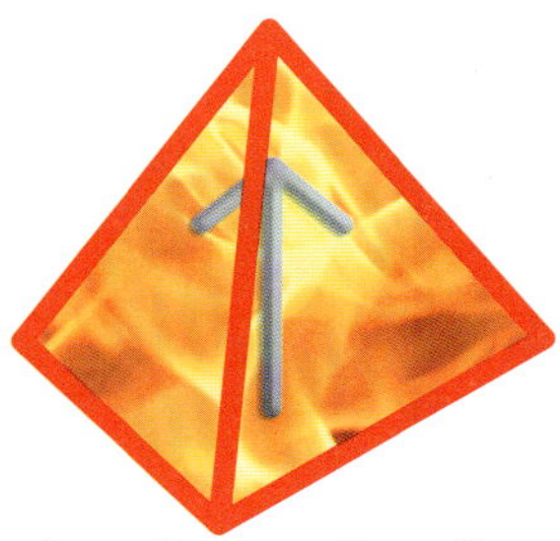

Tetraeder – Feuer – ***Transformation***

2. **Schritt/Visualisierung:** Das Symbol wird vom Feuer von Grund auf verwandelt und gereinigt. Sämtliche negativen Energien aus allen Räumen, Zeiten und Dimensionen verbrennen.

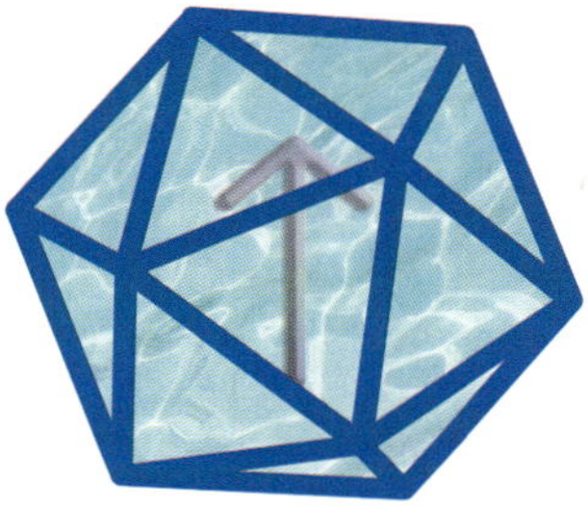

Ikosaeder – Wasser – ***Reinigung***

3. **Schritt/Visualisierung:** Das Symbol wird vom Wasser gründlich durchspült, geklärt und wieder in den Fluss des lebendigen Lebens aufgenommen.

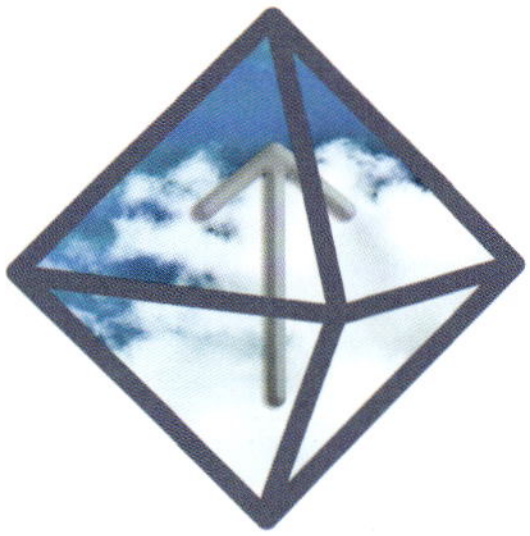

Oktaeder – Luft – ***Freiheit***

4. **Schritt/Visualisierung:** Das Symbol wird von der Materie befreit und wieder in seinen reinen geistigen Urzustand versetzt. Es ist grenzenlos und frei.

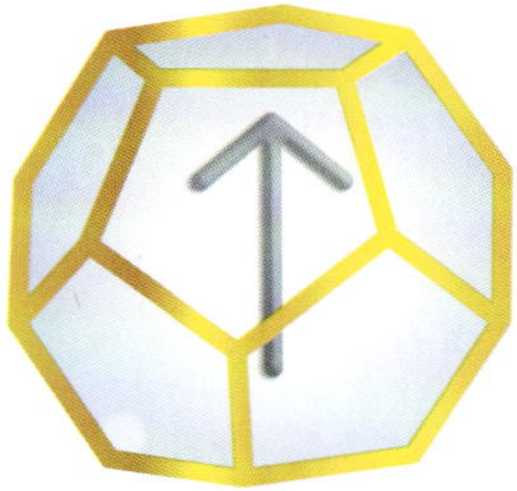

Dodekaeder – Äther – ***Göttlichkeit***

5. **Schritt/Visualisierung:** Das Symbol wird als reine Schöpfungsenergie mit Licht und Liebe verbunden. Es ist reines Licht und reine Liebe.

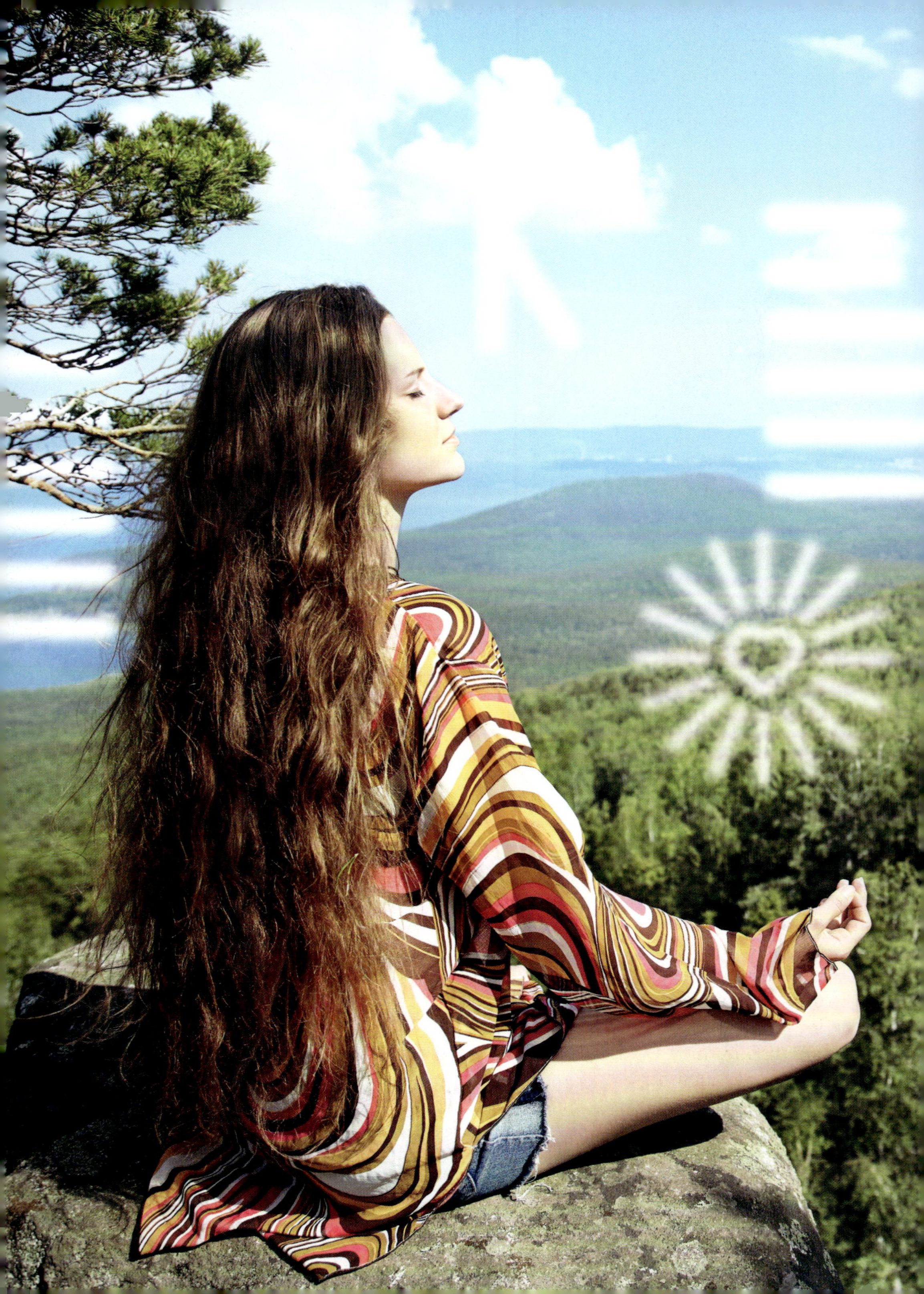

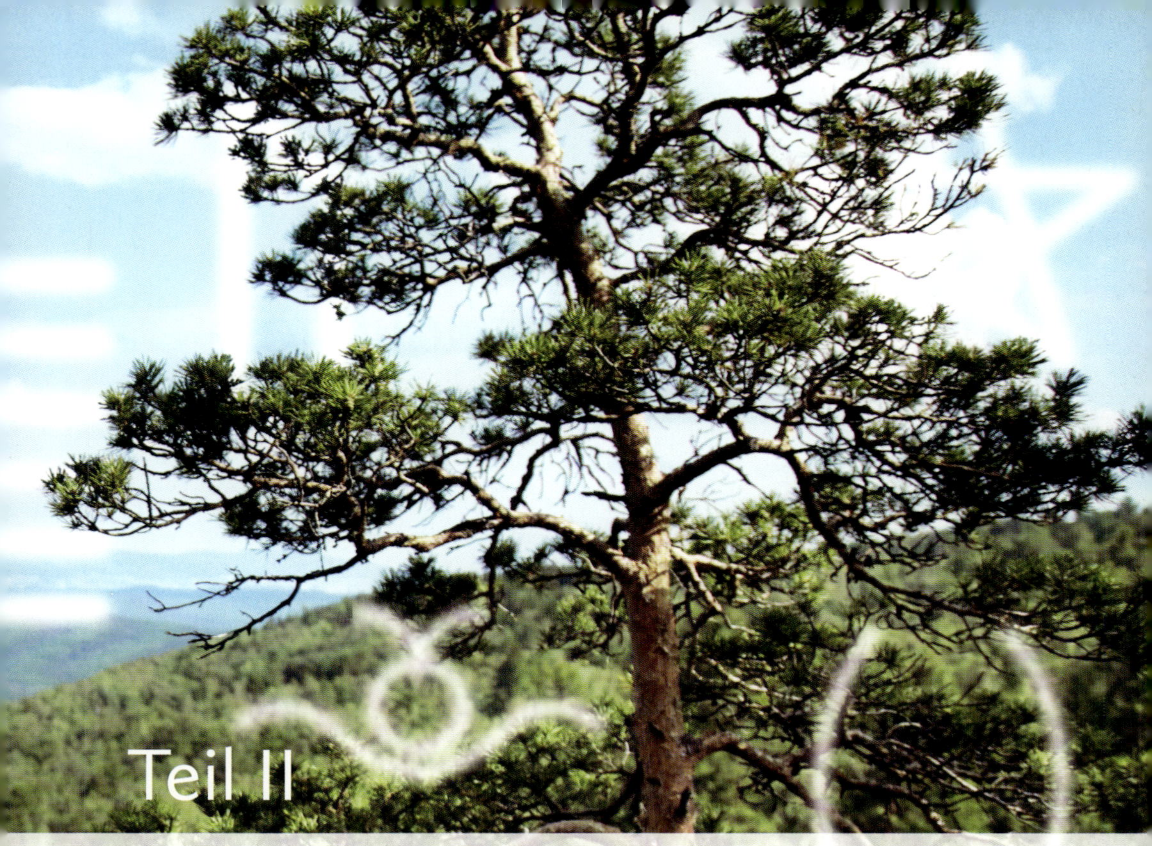

Teil II

Einfache Anwendung der Zeichen

Für die Anwendung der Heilsymbole brauchen Sie keinerlei Vorkenntnisse oder bestimmte Testverfahren wie Rute, Pendel, Kinesiologie etc. Wenn Sie das möchten, können Sie aber natürlich auch damit austesten, welches Zeichen Sie für den jeweiligen Zweck benötigen. Ansonsten empfehle ich Ihnen, in eine konzentrierte und bewusste Haltung zu gehen, einige ruhige Atemzüge zu nehmen, sich mit Ihrem höheren Selbst zu verbinden und dann einfach intuitiv zu arbeiten. Es ist ganz gleich, für welchen Zweck Sie die Hilfe der Strichcodes nutzen möchten; es sind wirksame Energien, die sowohl für den Körper als auch für emotionale Anliegen, für Situationen, Häuser, Wohnungen, Tiere oder die Natur einsetzbar sind. Haben Sie Vertrauen in sich selbst und zu Ihrer geistigen Führung. Diese Haltung wird Sie genau zum passenden Zeichen führen!

1. Schritt: Auswahl des persönlichen Heilzeichens aus dem Plakat

Für die einfache und schnelle Auswahl des passenden Zeichens haben wir extra ein übersichtliches Plakat erstellt, in dem alle 144 Zeichen präsentiert werden. Es liegt am Ende des Buches bei. Am besten falten Sie es auseinander und lassen es vielleicht laminieren, damit Sie es gut an die Wand hängen oder auf einem Tisch bereitlegen können. Die Felder für die Zeichen sind horizontal nach den Buchstaben A bis L unterteilt und vertikal nach den Zahlen 1 bis 12.

1. Überlegen Sie sich als Erstes Ihre **Intention**: Für welchen Zweck möchten Sie das Zeichen einsetzen? Geht es um eine akute Schmerzbehandlung oder ein komplexeres Anliegen? Denken Sie kurz an diese Situation!

2. Lassen Sie sich dann spontan einen **Buchstaben zwischen A und L** eingeben und eine **Zahl zwischen 1 und 12**. Zum Beispiel erhalten Sie die Informationen B und 7, das würde bedeuten: Für meine Kopfschmerzen brauche ich jetzt das Zeichen B7.

3. **Danken Sie** dem Zeichen, dass es jetzt gleich auf heilsame Weise für Sie und/oder die Situation zur Verfügung stehen wird.

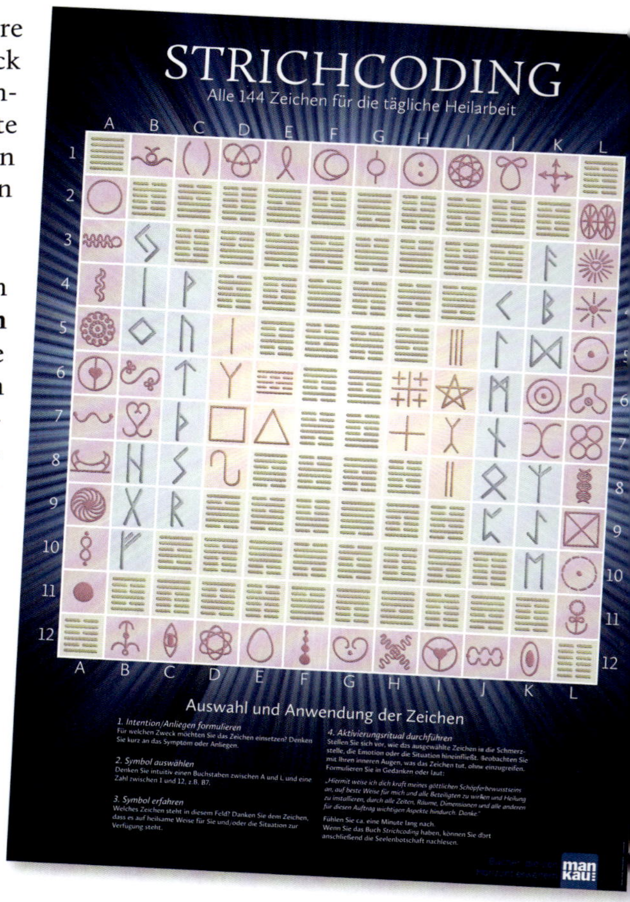

2. Schritt: Das Aktivierungsritual zur Selbstheilung

Das passende Zeichen ist jetzt ausgewählt, und jetzt geht es darum, dass es auch in Aktion tritt, also mit seiner ganzen Kraft die biologischen und feinstofflichen Felder in Bewegung bringt, harmonisiert und somit den Heilungsprozess in Gang setzt. Das ist so ähnlich, als würden Sie jetzt das passende homöopathische Mittel auch einnehmen und herunterschlucken oder als würden Sie Ihren neuen Mitarbeiter konkret auffordern, das zu tun, was eben in diesem Augenblick in Ihrer Firma zu tun ist.

Bei den geistig-energetischen Heilweisen funktioniert diese Aktivierung am besten mit der Kraft der Visualisierung (= Vorstellung) und mit rituellen Worten bzw. Gedanken.

1. **Schauen Sie das Zeichen kurz an,** damit Sie Verbindung mit seiner speziellen Energie aufnehmen. Schließen Sie dann die Augen, und stellen Sie sich vor, wie das Zeichen jetzt in die Schmerzstelle, die Emotion oder in die Situation hineinfließt. Beobachten Sie mit Ihren inneren Augen, was das Zeichen genau tut. Die Form des Symbols kann sich verändern, oder es kann auch an eine andere Körperstelle wandern. Wichtig ist: Lassen Sie es geschehen, ohne einzugreifen!

2. **Formulieren Sie in Gedanken** (oder laut ausgesprochen) so oder ähnlich:

   Hiermit weise ich Dich kraft meines
   göttlichen Schöpferbewusstseins an,
   auf beste Weise für mich und alle Beteiligten zu wirken
   und Heilung zu installieren durch alle Zeiten, Räume, Dimensionen
   und alle anderen für diesen Auftrag wichtigen Aspekte hindurch.
   DANKE!

3. **Fühlen Sie** eine Minute – oder solange Sie wollen – nach, wie sich das anfühlt und was geschieht.

3. Schritt: Die persönliche Seelenbotschaft verstehen

Schlagen Sie anschließend an das Aktivierungsritual die entsprechende Seite im Buch auf, auf der das Symbol groß abgebildet ist und darunter einige Textzeilen geschrieben stehen. In unserem Beispielfall ist das also das Gaia-Symbol „Zuwendung – Mitgefühl". Es steht auf Seite 172. Die Abstände zwischen den Textzeilen sind absichtlich so groß gehalten, damit Sie quasi „hindurchtreten" und das Tao, den unendlichen schöpferischen Raum, die Urmatrix der großen allerschaffenden Mutter, betreten können. Hier erhalten Sie Ihre ureigenen Botschaften, die weit mehr sind als das geschriebene Wort, das die Ratio erfasst. Diese Botschaften kann nur Ihre Seele erkennen, indem Sie sich diesem Raum völlig hingeben, sich quasi einfach hineinfallen bzw. hineinsaugen lassen.

Persönliche Botschaft lesen

Lesen Sie die Botschaft zu Ihrem Symbol und lassen Sie sich eine Minute Zeit, um es nachklingen zu lassen. Überlegen Sie, wo Sie sich wiedererkennen und welchen Rat Ihnen der Text geben möchte. Spüren Sie, ob Sie bereit sind, notwendige Änderungen vorzunehmen. Egal, ob Ja oder Nein, alles ist in Ordnung. Alles hat seine Zeit. Wie das Symbol, so ist auch die Botschaft des Textes ein Angebot, kein Muss. Der freie menschliche Wille, den jedes Individuum hat, wird niemals übergangen. Es wirkt auch sehr stark, wenn Sie sich die Botschaft mit geschlossenen Augen von einer anderen Person laut vorlesen lassen.

„Zwischen den Zeilen lesen" – mit der Urmatrix verbinden

Als Nächstes werden Sie „zwischen den Zeilen" lesen, was dann eigentlich auch kein Lesen mehr ist, denn jetzt geht es um das intuitive Erfassen der Botschaft, die aus dem großen Nichts für Sie geboren wurde. Richten Sie Ihre Aufmerksamkeit auf den leeren Raum zwischen den Zeilen, in dem Wissen,

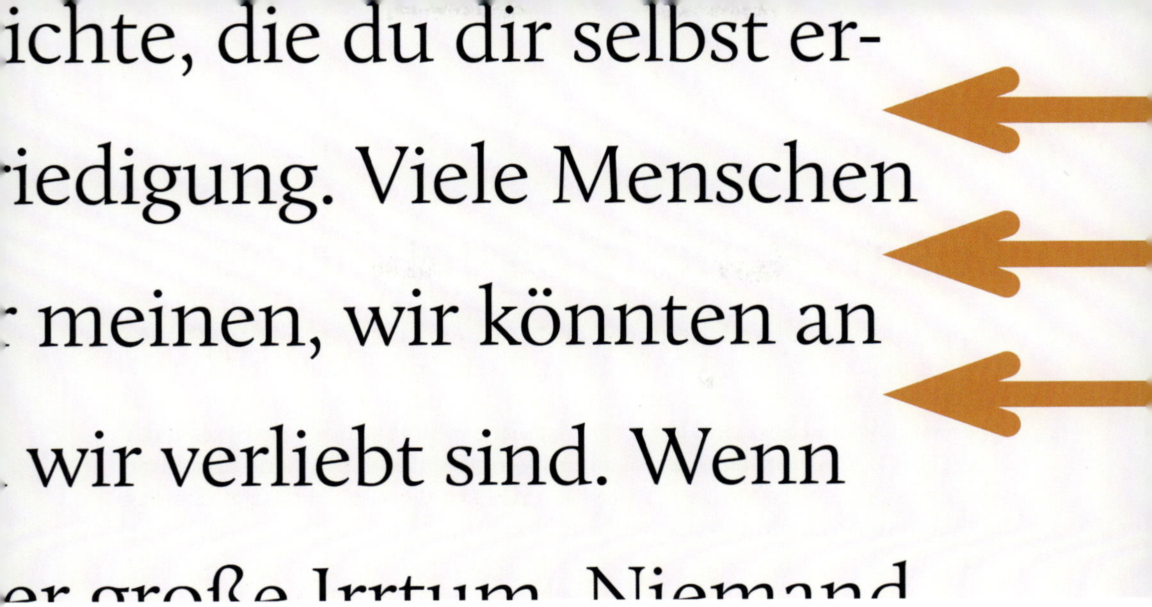

Ihre Seele versteht das, was zwischen den Zeilen steht…

dass hier der Zutritt zum allerschaffenden Bewusstsein ist und Sie ein Teil davon und zugleich das Ganze sind. Schließen Sie die Augen, öffnen Sie Ihr Herz ganz weit, und jetzt fallen Sie in die Leere der Zwischenräume hinein – ganz tief und immer weiter. Lassen Sie sich vom Raum forttragen, und fühlen Sie, wie die Unendlichkeit in Sie eindringt. Geben Sie sich ganz hin. Atmen Sie tief ein, und kommen Sie wieder im Hier und Jetzt an. Nicht Ihr Verstand, aber Ihre Seele und Ihr höheres Wesen haben die Informationen verstanden und integriert, die die Urmatrix Ihnen damit geschenkt hat.

Befreiungsformeln atmen

Unter den Botschaften finden Sie noch einige fett gedruckte Zeilen, die Ihnen helfen, die vorher erfassten energetischen Informationen ins praktische Leben umzusetzen und auch tatsächlich „durchzusetzen“: die „Befreiungsformeln“. Mit dem Einatmen integrieren Sie die neue heilsame Energie in Ihr Leben, und mit dem Ausatmen lassen Sie alle alten Energien und Sabotageprogramme los, die dem neuen heilsamen Programm noch entgegenstehen könnten. Es wirkt besonders kraftvoll die Sätze öfter zu wiederholen. Sprechen Sie die Sätze jeweils 3-mal laut aus, und atmen Sie den positiven ersten Teil ein und den „Loslasstext“ aus. Wenn Sie das Gefühl haben, dass dies noch nicht ausreicht, dann atmen Sie einfach noch einige Male mehr. Für manche Menschen fühlt es sich besser an, die Befreiungsformeln im Stehen zu sprechen und zu atmen.

Zusätzliche Möglichkeiten

Mit der Informationsspeicherung über das Symbol, den Text, die Zwischenräume und die Befreiungsformeln haben Sie ein wahres Kraftpaket an Heilangeboten für jedes Anliegen zur Verfügung, das zudem sehr einfach zu handhaben ist. Dies reicht normalerweise aus, um wunderbar mit dem System des STRICHCODINGs arbeiten zu können. Wenn Sie darüber hinaus noch Lust haben, mit den Zeichen zu experimentieren, dann können Sie zusätzlich noch die Energien von Licht und Farben kombinieren.

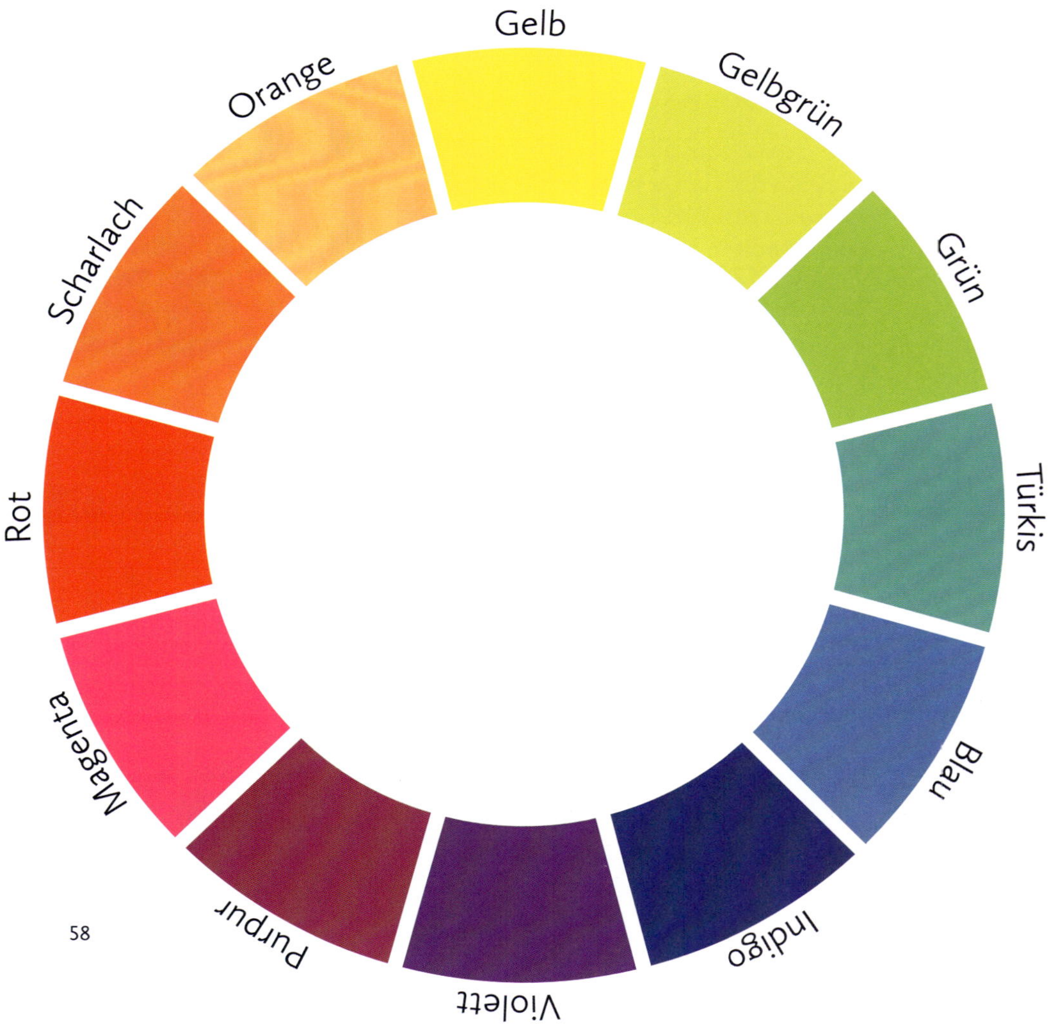

Verstärkung durch Farbcodes

Jedes Zeichen, das Sie aus dem Plakat ausgewählt haben, können Sie sich zusätzlich farbig vorstellen. Stellen Sie sich dazu nach der Wahl des Zeichens ganz spontan die Farbe vor Ihrem geistigen Auge vor, nach der das Symbol verlangt. Am besten denken Sie nicht lange darüber nach. Diese Arbeit hat auch nichts mit Lieblingsfarben zu tun! Die Farbe gibt dem Zeichen noch eine individuelle Note hinzu, denn auch jede Farbe hat eine einzigartige Frequenz und einen speziellen Anwendungsbereich, wie wir aus der Farbtherapie wissen. Welche Gemütsschwingung die jeweilige Farbe unterstützt, können Sie unter „Aspekte der Farben“ nachlesen. Probieren Sie ein wenig herum und experimentieren Sie damit.

Aspekte der Farben

Gelb

Strahlender Sonnenschein, Heiterkeit und Lebensfreude, Großzügigkeit und Optimismus, Freiheit und Unabhängigkeit, kindliche Freude, ungezwungenes Spielen, Lachen

Gelbgrün

Lebensbejahung, Freundlichkeit, sonniges Gemüt, Kraft und Leichtigkeit für Aufbruch und Neubeginn, Heilen und Verzeihen, Wohlfühlen

Grün

Wachsen und Gedeihen, Heilung, Neutralität, Gleichklang, Natürlichkeit, Erneuerung, Entspannung, Regeneration, Hoffnung, Harmonie, Zufriedenheit. Grün ist im Farbspektrum die mittlere Farbe, die alles heilen kann.

Türkis

Klarheit, befreite Seele, Offenheit, Freiheit, Verständnis, Mitgefühl, gesunde Distanz, guter Ausdruck, Gestaltungskraft, kühler Kopf, ehrliche Kommunikation, Verbindung von innen und außen, Schutz

Blau

Inspiration, Hingabe, Frieden, innere Ruhe, Weite und Tiefe, Intuition, die eigene Mitte finden, Meditation und Bewusstheit, Muße, Geduld und Ausdauer, Verlässlichkeit. Bereitschaft, in die eigene Seele hineinzuschauen.

Indigo

Erweiterung des geistigen Horizonts, Befreiung von Ängsten und Zwängen, innere Ruhe und Ausgeglichenheit, Kraft von Gedanken und Geist, Wille und Weisheit, Bewusstwerdung, spirituelle Kräfte

Violett

Spiritualität, Selbstwertgefühl, Würde, höherer Bewusstseinszustand, Eigenliebe, Inspiration, Grenzen auflösen, Transformation von Geist und Seele

Purpur

Macht, Pracht, Würde, natürliche Autorität, majestätische Energie, Kraftentfaltung, Herz und Verstand verbinden, Ich-Findung, Bewusstwerdung, Mut und Leidenschaft, tiefe Gefühle

Magenta

Vergangenheit loslassen, alte emotionale Verletzungen heilen, neue Beweglichkeit, Entwicklung, Selbstliebe, Zufriedenheit, Ganzsein, Selbstachtung und Spiritualität

Rot

Leben, Kraft und Vitalität, Energiespender, Anregung, Erdung, Dynamik, Selbstvertrauen und Selbstverwirklichung, Erfolg, Mut und Durchsetzungskraft

Scharlach

Stark anregend, stimulierend, beschleunigend, aphrodisierend, Zirkulation, Wallung, belebend und aktivierend

Orange

Kreativität und Schöpfungsenergie, Vitalität, Expression und Ausdruck, aufheiternd, Enthusiasmus und Selbstsicherheit, Geselligkeit und Freundschaft, Unabhängigkeit, Lebensfreude

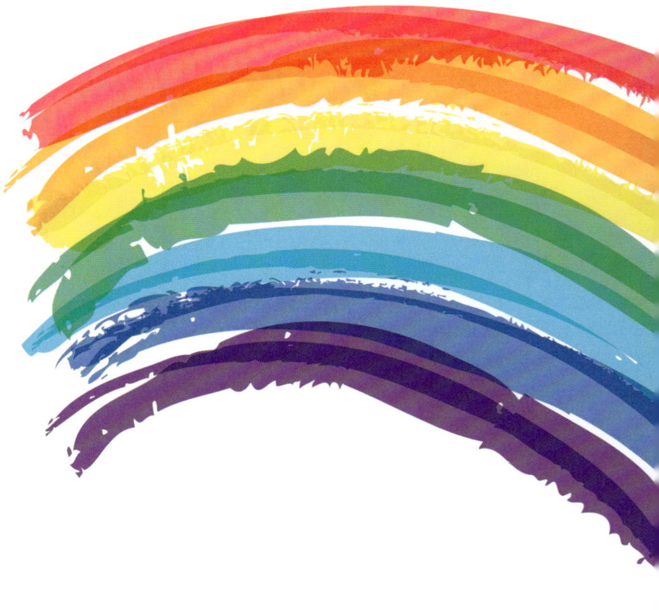

Wasser informieren

Alle Heilinformationen werden immer automatisch auch von unserem Körperwasser als Frequenzen aufgenommen und verteilen sich dann im gesamten Organismus. Wenn Sie möchten, können Sie nach der rituellen Informationsspeicherung zusätzlich Wasser informieren und dann zum Beispiel über den Tag verteilt in kleinen Schlucken trinken.

Stellen Sie ein Glas Wasser zunächst für etwa eine Minute auf das Symbol und anschließend etwa genauso lang auf den Text und die „Zwischenräume". So nehmen Sie die Botschaften des Zeichens, des Ratgebertextes und der Seelenbotschaften aus der Urmatrix noch eine Zeit länger zu sich.

Akutzeichen und Ursachenzeichen

In der Regel werden Sie für jede Intention bzw. für jedes körperliche, seelisch-emotionale oder geistige Anliegen ein einzelnes Symbol aus dem Plakat auswählen, um die Heilung in Gang zu setzen. Es wirkt dann auf bestmögliche Weise auf allen Ebenen, die mit dem Thema zusammenhängen.

Eine andere Möglichkeit wäre, dass Sie zwei Zeichen auswählen, ein Akutzeichen und eines, das speziell die gedanklich-emotionale Ebene als wahrscheinliche Ursachenebene für die Symptome beeinflusst und in Bewegung für die notwendige Veränderung bringt. Das ist in etwa so, als ob Sie bei chronischer Migräne ein Zeichen für den akuten Anfall benutzen, wie eine Schmerztablette, und sich dann zusätzlich um die energetische Ebene der Ursachen kümmern wollen. Wählen Sie in diesem Fall zuerst das Akutzeichen aus, und lassen Sie es gezielt in die Schmerzzone hineinfließen. Warten Sie einige Minuten.

Das Lesen des Bedeutungstextes und die Verbindung mit der Urmatrix können Sie sich in diesem Fall sparen (es schadet aber auch nicht). Nach einigen Minuten wählen Sie auf die gleiche intuitive Weise ein weiteres Symbol für die Ursachenebene aus. Dieses Zeichen speichern Sie mit dem bereits bekannten Aktivierungsritual (gleicher Wortlaut) in Ihr feinstoffliches Feld hinein. Das bedeutet, dass das Zeichen an irgendeinen Ort in Ihrer Aura fließt, was auch weiter entfernt von der Schmerzzone sein kann. Beobachten Sie einfach, wo es hingehen möchte, und beeinflussen Sie es nicht. Es findet seinen Weg, wo es am besten auf die energetische Ursachenebene einwirken kann!

Sowohl Akutzeichen als auch Ursachenzeichen können Sie ebenfalls zusätzlich mit einer Farbe „anreichern", wenn Sie das möchten.

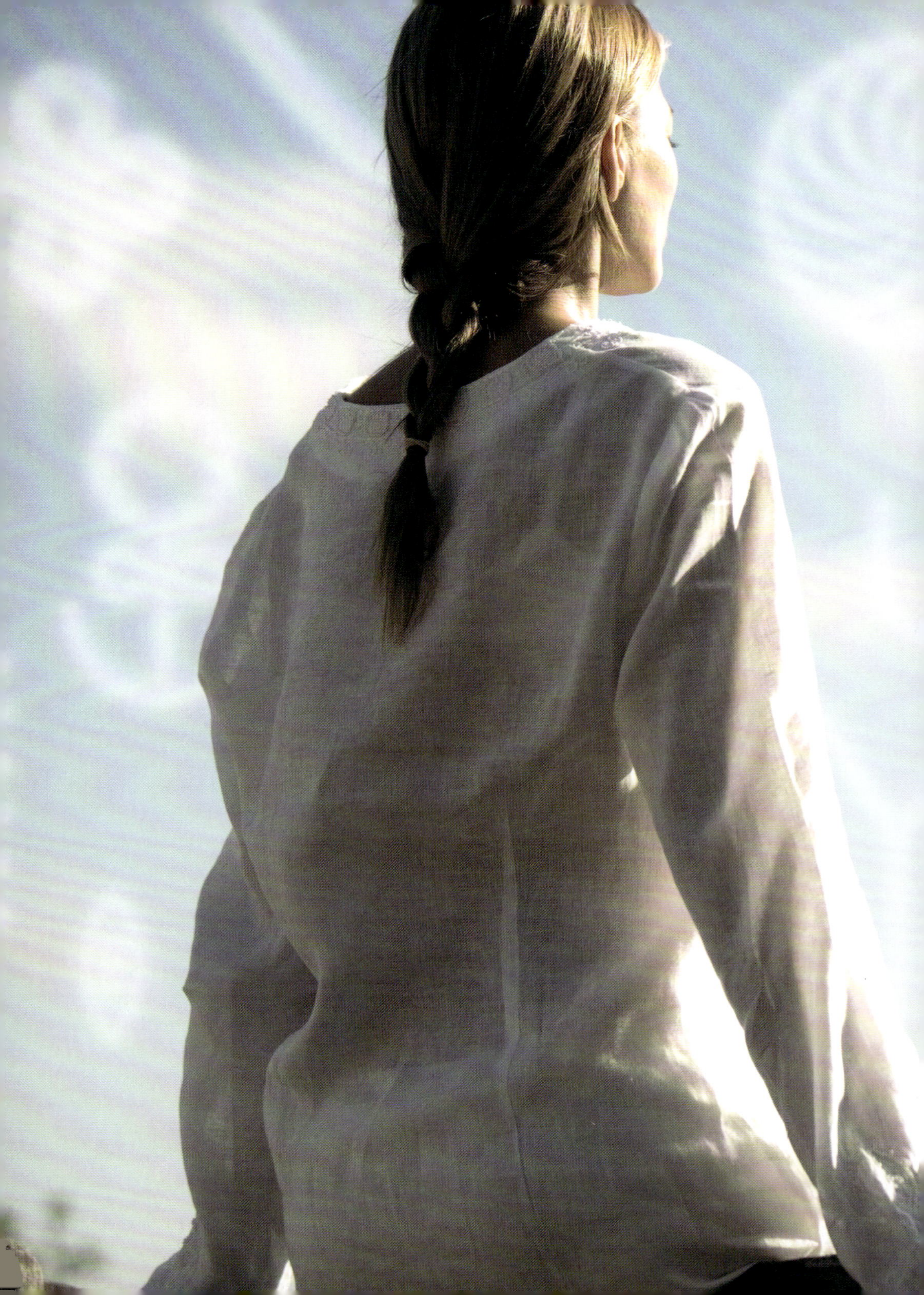

Teil III

Die Symbole und ihre Botschaften

In diesem Teil können Sie nun die jeweilige Seelenbotschaft des von Ihnen ausgewählten Zeichens nachlesen. Absichtlich sind die Abstände zwischen den Textzeilen größer gehalten, als Sie das vielleicht sonst gewöhnt sind. Das ist Absicht und wichtig, da Sie hier die besondere Gelegenheit haben, neben dem mehr mit dem Verstand erfassbaren Text „zwischen den Zeilen" zu lesen. Sie tauchen in das ursprüngliche Schöpferfeld, die „Urmatrix" hinein und erfahren auf einer Ebene jenseits von Worten das für Sie persönlich Wesentliche. Das wird sich Ihnen mehr mit einem Gefühl mitteilen als über den Kopf. Intuitiv können Sie in diesem unendlichen Raum die eigentliche Botschaft für Ihre Person, Ihr inneres Wesen und Ihre Seele erfassen. Die beiden Zeilen der Affirmationen wiederholen Sie jeweils 3-mal, wobei Sie jeweils die erste Zeile einatmen und die zweite Zeile ausatmen.

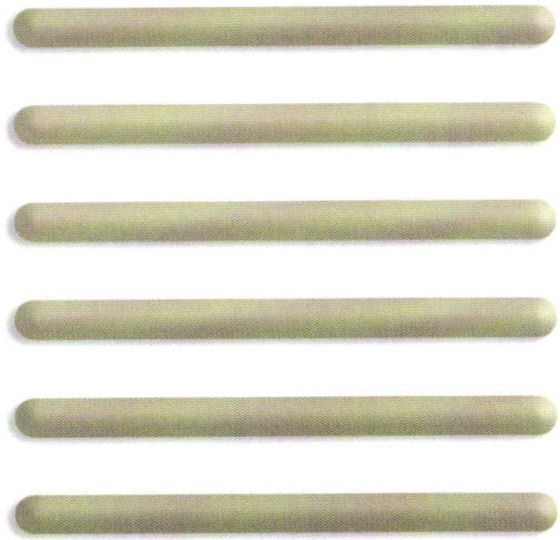

Schöpfung – qián

Position A1 – Hexagramm 1

Mach dir bewusst, dass du weder an die Zeit noch an irgendwelche Räume gebunden bist. Du hast zwar einen materiellen Körper als Wohnraum für deine Seele auf dieser Erde angenommen, aber du kannst diesen Körper jederzeit für eine Weile verlassen, wie du dies auch im Traum tust, und dich dadurch von den irdischen Illusionen befreien. Nimm nun etwas Abstand von allzu materiellem Denken wie Sicherheit, Geld, Heim und Besitz oder auch Personen. Gedenke der Gesetze der Schöpfung, dass alles Materielle vergänglich ist und du durch die Verbindung mit der Unendlichkeit ein unsterbliches Wesen bist.

Affirmation (3-mal):

Ich weiß und bin völlig klar (einatmen)

und lasse alles los, was dem entgegensteht (ausatmen).

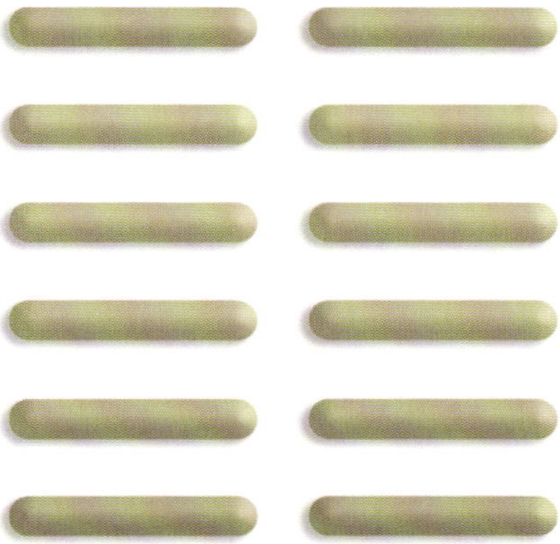

Empfangen – kūn

Position L12 – Hexagramm 2

Erinnere dich jetzt daran, dass du deine Arme, deinen Geist und deinen Körper öffnest und das Prinzip der großen Mutter lebst, egal ob du eine Frau oder ein Mann bist. Jeder Mensch hat beide Pole, männlich und weiblich, in sich und beide möchten in Harmonie gelebt werden. Meistens leben wir in unserer Gesellschaft den aktiven männlichen Pol, der seine Energie nach außen strömen lässt. Würde sich die Frau, die Erde, nicht mehr hingeben in positiver Passivität, dann würde keine Befruchtung mehr stattfinden, und die Schöpfung wäre zu Ende. So gib dich dem Leben hin, sei passiv und lass das Wunder des Lebens geschehen.

Affirmation (3-mal):

Ich gebe mich dem Wunder des Lebens hin (einatmen)
und lasse alles los, was dem entgegensteht (ausatmen).

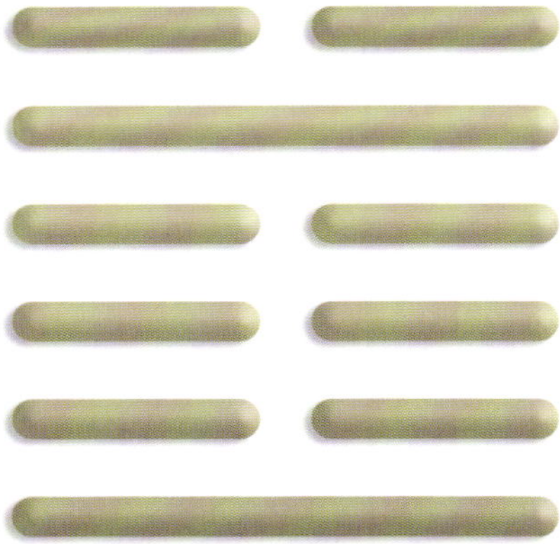

Beharrlichkeit – chún

Position B2 – Hexagramm 3

Aller Anfang ist schwer, sagt der Volksmund. Vielleicht spürst du seit einiger Zeit, dass ein Erfolg versprechender Ansatz anscheinend keinen Fortschritt mehr bringt, dass manches stagniert. Du zweifelst, ob du das Richtige angefangen hast, denn du meinst, sonst müsste es doch leichter gehen. Dabei geht es jetzt nur darum, beharrlich zu bleiben, ohne Sturheit und Härte oder gar Widerstand gegen andere zu entwickeln, die deiner Meinung nach nicht mitziehen. Sei dir sicher, du gehst schon den richtigen Weg. So mach dir selber Mut und allen Beteiligten auch – es wird gut werden!

Affirmation (3-mal):

Ich verabschiede alle meine Sorgen und Zweifel (einatmen)
und lasse alles los, was dem entgegensteht (ausatmen).

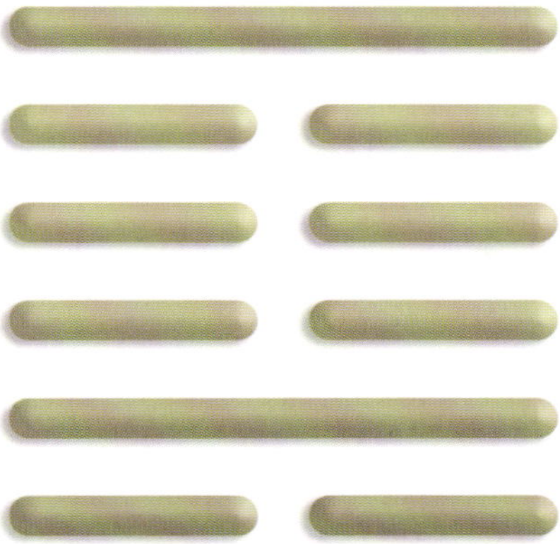

Lernen – méng

Position K11 – Hexagramm 4

Du hast in der Vergangenheit Erfahrungen gemacht, und du denkst, dass du jetzt vieles anders machen würdest. Du erinnerst dich an Fehler, die du begangen hast, und manche Dinge bereust du. Vielleicht trauerst du Zeiten nach, in denen es „besser" war. Du sollst wissen, dass es keine Vergangenheit, Gegenwart und Zukunft gibt, sondern dass alles im Hier und Jetzt geschieht und dass dies auch für alle Erinnerungen und früheren Prägungen gilt. Wenn du etwas entdeckst, das dich an die Vergangenheit fesselt, so ist jetzt die beste Zeit, dies loszulassen. Wertschätze dich für deine Bereitschaft, hier auf Erden zu lernen, denn damit sagst du Ja zum Leben.

Affirmation (3-mal):

Ich sage bedingungslos JA zum Leben (einatmen)
und lasse alles los, was dem entgegensteht (ausatmen).

Warten – xū

Position C2 – Hexagramm 5

Jetzt ist keine Zeit für hektische Bewegungen und Aktionismus. Denk daran, dass du an den großen Atem der Schöpfung angeschlossen bist und nicht immer etwas tun musst. Du wirst von Gott beatmet, und die Atembewegungen halten deinen Körper von allein im Rhythmus des Lebens. Du magst gewisse Dinge um dich herum beobachten, die dich unruhig machen, die dich am Abwarten hindern. Lass ab von diesen Bildern, und atme dein eigenes Lächeln ein in der Gewissheit: Manchmal muss man nur etwas warten, und schon lösen sich die Dinge in Wohlgefallen auf. Also gib dir Zeit und warte noch ein Weilchen.

Affirmation (3-mal):

Ich vertraue dem Fluss des Lebens (einatmen)
und lasse alles los, was dem entgegensteht (ausatmen).

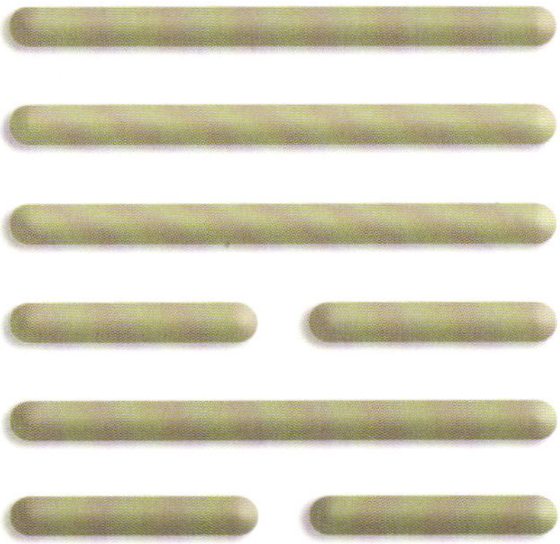

Besonnenheit – sòng

Position J11 – Hexagramm 6

Du gehst vielfältige Verbindungen in deinem Leben ein: mit Partnern, Arbeitskollegen, Freunden, der Familie. Diese funktionieren so lang gut, solange du mit diesen Menschen einen gemeinsamen Lichtpfad gehst, der durch ähnliche geistige Vorstellungen gebahnt ist. Wenn du merkst, dass es Streit und Uneinigkeiten gibt, dann ist die Zeit gekommen zu reflektieren, ob die geistige Basis noch stimmt. Halte nichts fest, was einen anderen Weg einschlagen möchte oder aus geistiger Sicht auch soll. Trenne dich von Menschen, Situationen oder Dingen, die nicht mehr deinen Weg unterstützen. Lass liebevoll los, damit sich auch der andere weiterentwickeln kann.

Affirmation (3-mal):

Liebevoll überlasse ich andere ihren eigenen Erfahrungen (einatmen)
und lasse alles los, was dem entgegensteht (ausatmen).

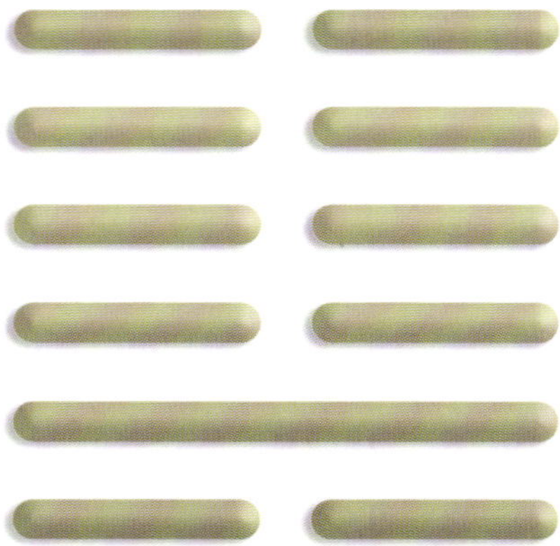

Stärke – shī

Position D2 – Hexagramm 7

Ohne Disziplin kannst du im Augenblick nichts erreichen. Wenn du bei aller Begeisterung über deine Pläne und Visionen zu hoch über dem Erdboden schwebst, dann finde jetzt Wege, dich besser zu erden und wieder mit beiden Beinen auf dem Boden zu stehen, vielleicht indem du täglich in die Natur gehst. Fang nicht zu viele Projekte an, die du dann nicht mit Leben erfüllen kannst. Konzentriere dich auf das eine, das im Augenblick wichtig ist, auch wenn es dir keine Freude bereiten sollte. Werde innerlich stark, indem du Disziplin aufbringst, dieses Projekt zu vollenden. Dann wirst du stolz darauf sein, und das Ergebnis wird deine Kraftspeicher auffüllen.

Affirmation (3-mal):

Ich bin gut geerdet und mit der Natur verbunden (einatmen)
und lasse alles los, was dem entgegensteht (ausatmen).

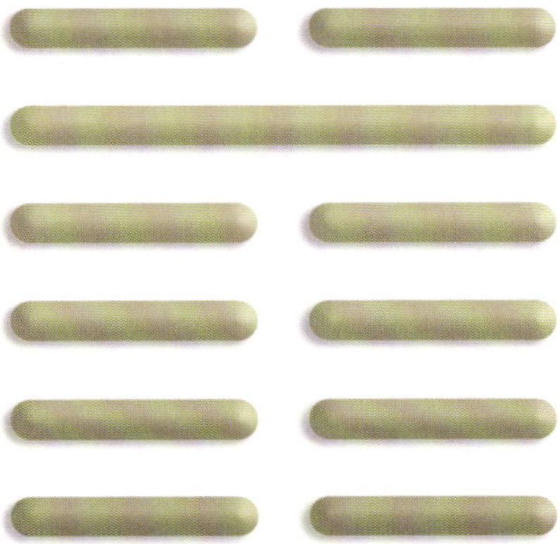

Zusammenhalten – bǐ

Position III – Hexagramm 8

Du bist eine Führernatur und möchtest gern eine Gruppe mit gemeinsamen Interessen auf die Beine stellen. Oder du möchtest deine Interessen nicht mehr allein vertreten und möchtest dich einer Gruppe Gleichgesinnter anschließen. Dann ist jetzt der richtige Zeitpunkt dafür, zu prüfen, ob die Inhalte und die Form stimmen, die du dir für die Umsetzung vorstellst. Hast du das Potenzial und alles, was dazu gehört, um eine Gruppe zu leiten? Benutzt du die richtigen Wege, um Gleichgesinnte zu finden, mit denen deine Unternehmungen Erfolg haben werden? Wenn du unsicher bist, geh zunächst mit deinen geistigen Führern in Kontakt und bitte sie um Rat und Klarheit.

Affirmation (3-mal):

Ich ehre die Kraft der Heimat in mir (einatmen)
und lasse alles los, was dem entgegensteht (ausatmen).

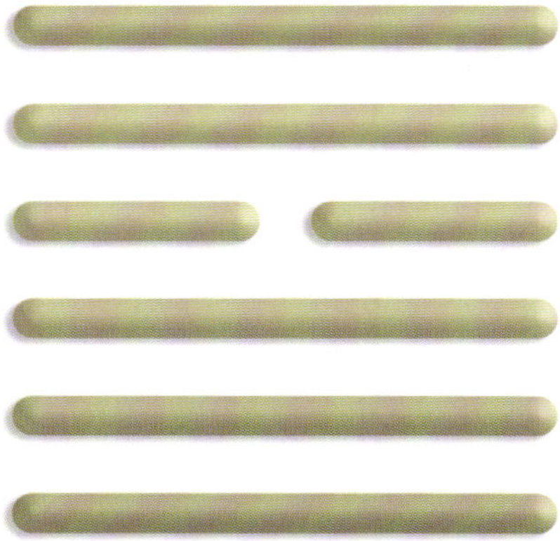

Rückzug – xiăo chù

Position E2 – Hexagramm 9

Die Situation, in der du dich im Augenblick befindest, ist nicht so ungünstig, wie es auf den ersten Blick scheint. Du brauchst nur etwas Zeit für dich, um zur Ruhe zu kommen und Klarheit über dein weiteres Vorgehen zu gewinnen. Dazu solltest du etwas in den Rückzug gehen, wohl wissend, dass dies eine weise Entscheidung ist, um Luft zu holen und Energie zu tanken. Überlege, wo es gut wäre, dich etwas mehr anzupassen und die Rolle des Revolutionärs aufzugeben, weil dich diese Taktik nicht voranbringt. Du hast im Inneren entschieden, deinen Weg weiterzugehen, weil du ihn als richtig erkannt hast. Warte, bis die Sonne wieder durchbricht.

Affirmation (3-mal):

Ich erkenne den richtigen Zeitpunkt (einatmen)
und lasse alles los, was dem entgegensteht (ausatmen).

Auftreten – lŭ

Position H11 – Hexagramm 10

Die Gemeinschaft der Menschen ist im Augenblick mehr durch ihre Unterschiede als durch ihre Gemeinsamkeiten gekennzeichnet. So werden dir Menschen begegnen, denen du dich verbunden fühlst, und Menschen, die du ablehnst. Begehe nicht den Fehler, zu denken, dass andere Menschen „noch nicht so weit“ sind wie du auf ihrem Weg des Lichts. Begegne allen Menschen, die dir zugeführt werden, um auf deinem Weg zu lernen, mit Achtung, Respekt, Freundlichkeit und offenem Herzen, und lerne Vorurteile immer mehr aus deinem Leben zu verbannen. Dann vollziehst du deine Aufgabe, die göttliche Verbindung zu stärken, auf bestmögliche Weise.

Affirmation (3-mal):

Ich bin freundlich und offenherzig (einatmen)
und lasse alles los, was dem entgegensteht (ausatmen).

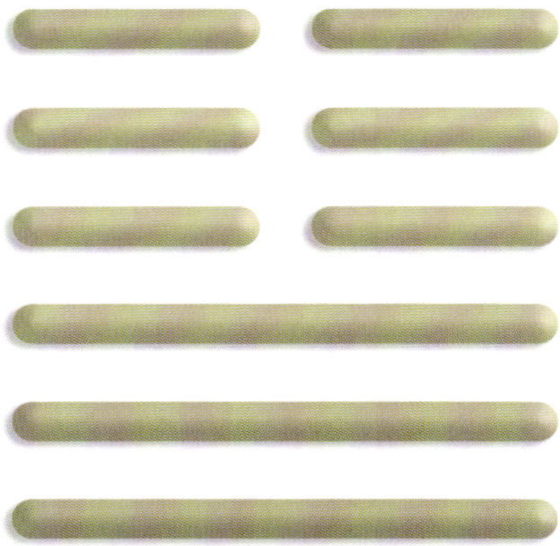

Frieden – taì

Position F2 – Hexagramm 11

Mit allen Schritten, die du auf dieser Erde tust, sollst du Frieden und Freude verbreiten. Sorge dafür, dass die körperlichen, geistigen und seelischen Pflänzchen gut genährt werden und blühen können. Das können die ersten Triebe in deinem Garten sein, die du liebevoll begrüßt, oder Menschen, denen du die Hand reichst, wenn sie etwas verzagt sind. Sage ihnen mit deinem Lächeln: „Schau, wie schön die Natur ist, das Licht und das Blühen – so bist auch du eine wunderschöne Blume. Ich mag dich!“ So wirst du dafür sorgen, dass die Fülle der Natur sich in jedem Ding, in jeder Situation und in jedem Menschen zeigen kann. Das macht dich glücklich.

Affirmation (3-mal):

Ich lebe die Schönheit der Schöpfung (einatmen)
und lasse alles los, was dem entgegensteht (ausatmen).

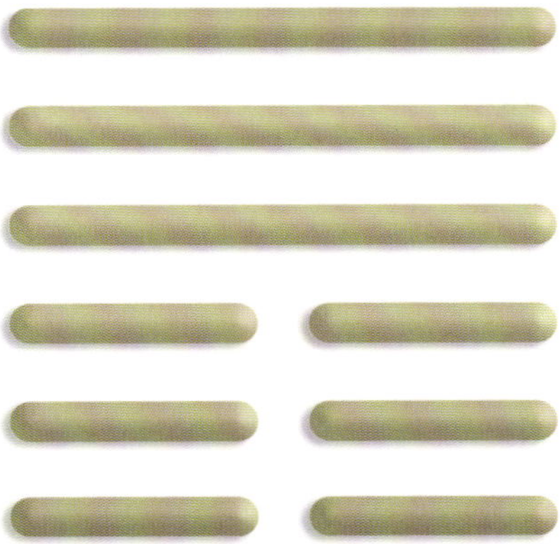

Loslassen – pǐ

Position G11 – Hexagramm 12

Geht es gerade nicht mehr so gut voran in deinem Leben? Stocken deine Beziehungen oder dein Geldfluss, oder sind deine Vorhaben und Projekte zäh? Dann sieh dir genauer an, wo sich der Staudamm befindet, an dem sich das Wasser deiner Gefühle zurückstaut. Was hat diesen Staudamm verursacht? Prägung durch deine Eltern oder frühere Vorfahren? Bringe deine angestauten Gefühle ins Fließen, indem du deinen Ahnen sagst, dass du ihren Unterricht nicht mehr brauchst. Dann sieh zu, dass das Wasser frei abfließen kann. Schwimme mit dem Strom des Lebens mit und überlasse es dem Wasser, den Schlamm der Vergangenheit mit sich fortzutragen.

Affirmation (3-mal):

Ich fließe mit dem Strom des Lebens mit (einatmen)
und lasse alles los, was dem entgegensteht (ausatmen).

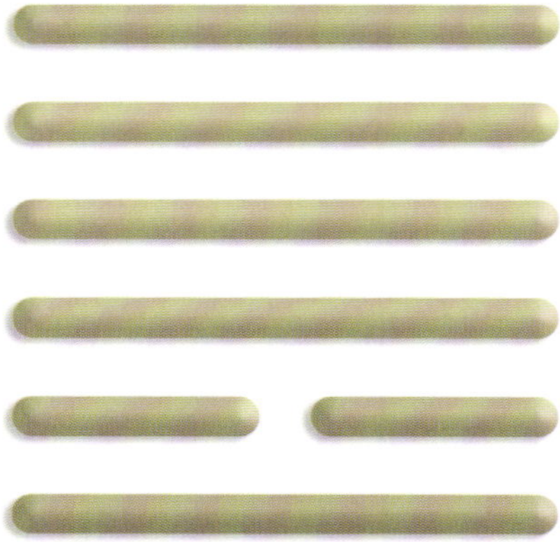

Gemeinschaft – tóng rén

Position G2 – Hexagramm 13

Du bist ein individuelles Wesen, das mit niemand anderem auf dieser Erde austauschbar ist. Du hast genau diesen einzigartigen Platz auf dieser Erde, um eine Aufgabe zu erfüllen. Wenn du dich allein fühlst, ist das eine Täuschung. Du bist mit jedem Atemzug angebunden an die Gemeinschaft mit anderen Menschen. Du bist durch das Band der göttlichen Liebe mit ihnen verbunden, dieses Band hält, selbst wenn du im Streit liegst oder bestimmte Menschen nicht magst. Eine Veränderung zum harmonischen Zusammenleben aller Geschöpfe auf dieser Erde kann nur dann geschehen, wenn du dieses Wissen tief in deinem Bewusstsein verankerst.

Affirmation (3-mal):

Ich bin in tiefem Frieden mit mir (einatmen)
und lasse alles los, was dem entgegensteht (ausatmen).

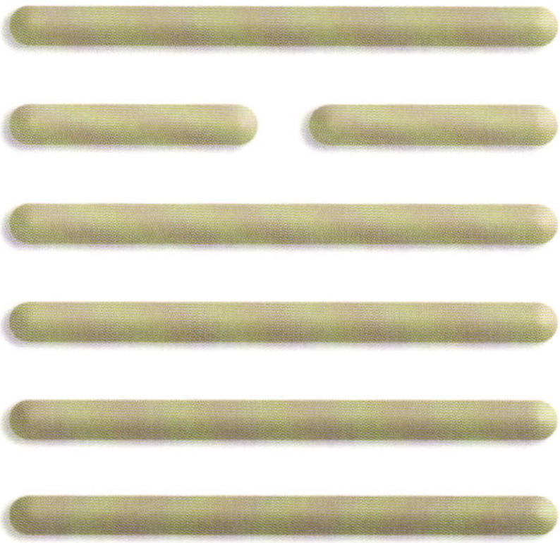

Gelingen – dà yŏu

Position F11 – Hexagramm 14

Deine Visionen, Vorhaben und Taten stehen unter einem guten Stern. Vieles ist dir schon gelungen, und du hast die innere Befähigung, Großartiges zu leisten. Die Belohnungen in Form von Besitz und Wohlstand kannst du nutzen und genießen. Sei dir aber im Klaren darüber, dass sich alles, was du zu sehr festhältst, dagegen wehren wird und du dann unter Umständen mehr gehen lassen musst, als du möchtest. Teile das, was du hast, mit anderen, drücke auch mal ein Auge zu und lass Dinge auf sich beruhen. Lerne aus allem Unrecht, das dir geschieht. Lass dich nicht ausnutzen, aber beharre nicht stur auf dem, was du jetzt nicht leicht bekommen kannst.

Affirmation (3-mal):

Ich bin großherzig (einatmen)

und lasse alles los, was dem entgegensteht (ausatmen).

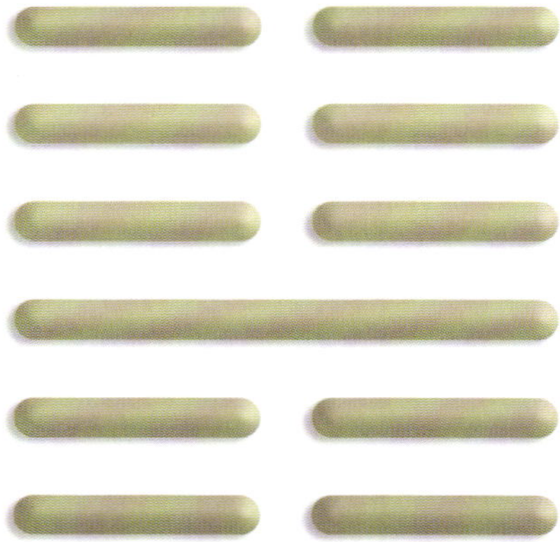

Mäßigung – qiān

Position H2 – Hexagramm 15

Du hast in deinem Leben viele Verdienste erworben, auf die du stolz sein kannst. Vielleicht bist du sogar in der Öffentlichkeit bekannt. Wenn dir zur Zeit auffällt, dass du vermehrt Kritik ausgesetzt bist, dann liegt dies daran, dass das richtige Maß für dein Auftreten und deine Aktionen unbemerkt verloren gegangen ist. Ziehe dich etwas zurück, und nimm eine kleine Auszeit. Besinne dich auf die Tugend der Bescheidenheit, die gerade für von Erfolg verwöhnte und angesehene Menschen sehr wertvoll ist, weil damit der nächste lichtvolle Schritt, der im Einklang mit den kosmischen Gesetzen stattfinden sollte, viel leichter und in aller Klarheit getan werden kann.

Affirmation (3-mal):

Ich besinne mich auf mich selbst (einatmen)
und lasse alles los, was dem entgegensteht (ausatmen).

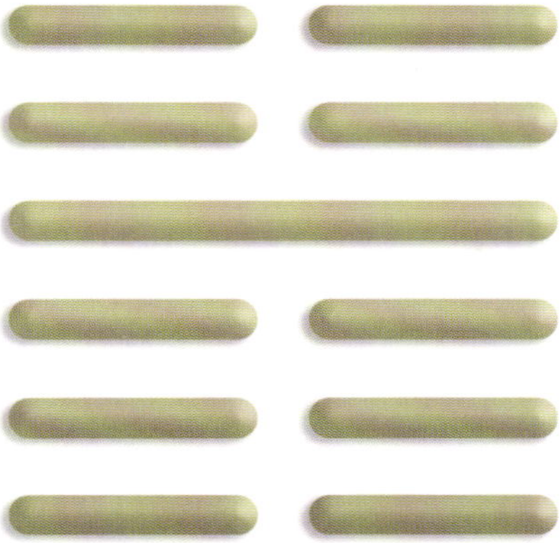

Begeisterung – yù

Position E11 – Hexagramm 16

Du befindest dich auf einer Welle der Begeisterung, die andere Menschen mitreißen kann und auch die unsichtbaren Kräfte in ihren Bann zieht. So entsteht Bewegung, und es geht zügig voran. Nimm jetzt die leichten Wege und leg dir nicht selbst Steine in den Weg. Es sind vielleicht nicht einmal deine Hindernisse, sondern sie stammen von deinen Vorfahren, die es schwerer hatten als du. Sie aber haben sich diese Zeit und diesen Seelenweg ebenso wie du selbst ausgesucht. Sie haben das Beste aus ihrer Situation gemacht, so wie du jetzt. Sprich dich frei von alten Lastern, segne deine Ahnen für ihr Vorangehen und beschreite jetzt deinen eigenen freien Weg.

Affirmation (3-mal):

Ich segne euch Ahnen und lasse euch ziehen (einatmen)
und lasse alles los, was dem entgegensteht (ausatmen).

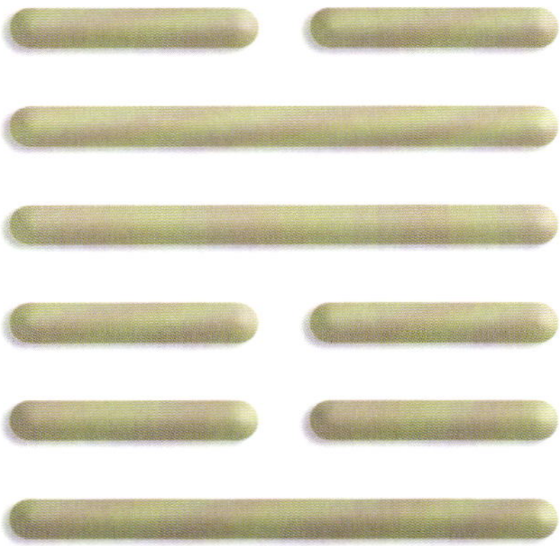

Folgen – suí

Position 12 – Hexagramm 17

Du bist jetzt gefordert, in dich zu gehen und zu erfahren, ob du dich noch am richtigen Platz befindest. Das kannst du nur in Ruhe tun. Du hast deine Dinge lange Zeit sehr gut abgewickelt, aber es mag sein, dass es jetzt jemand anderen gibt, der noch besser passt als du. Das mag dir Schmerz oder Angst bereiten, oder du fühlst dich an das Ungenügendsein in deiner Kindheit erinnert. Aber es steckt viel Weisheit darin, seinen Platz einem würdigen Nachfolger zu überlassen, der deine Lehre besser weiterführen wird. Betrachte diese Dinge mit erwartungsvoller Freude in dem Wissen, dass du den Weg bereitet hast. Aber dieser Weg ist jetzt schön breit und bequem.

Affirmation (3-mal):

Ich bereite mir und anderen den Weg (einatmen)
und lasse alles los, was dem entgegensteht (ausatmen).

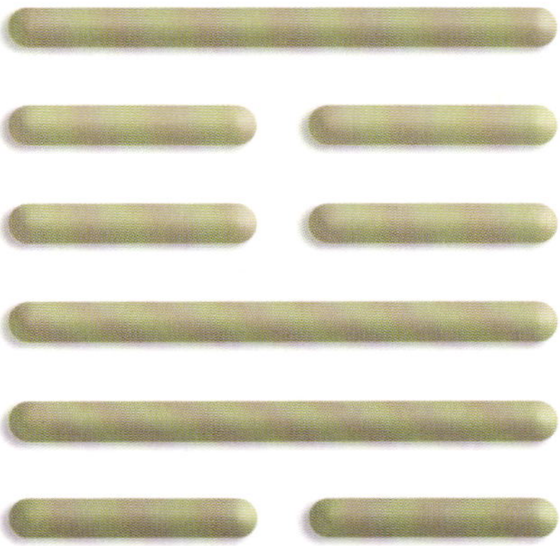

Wiedergutmachung – gŭ

Position D11 – Hexagramm 18

Dir ist etwas aufgefallen, was dich schon lange stört, und du musst es jetzt beachten, weil es sich nicht mehr unterdrücken lässt. Es ist zu offensichtlich geworden, dass es geändert werden muss. Wenn es eine Verhaltensweise oder ständige negative Gedanken an eine Sache oder Person in dir gibt, dann ist jetzt die Zeit, dass du dich besinnst und die Missverständnisse ausräumst oder die kreisenden Gedanken loslässt. Mach den ersten Schritt. Dies ist kein Schuldeingeständnis dir gegenüber, denn es gibt keine Schuld, nur ein Lernen aus Situationen. Dein Handeln erfolgt aus der Liebe und der Einsicht heraus.

Affirmation (3-mal):

Ich sage stopp zu negativen Gedanken (einatmen)
und lasse alles los, was dem entgegensteht (ausatmen).

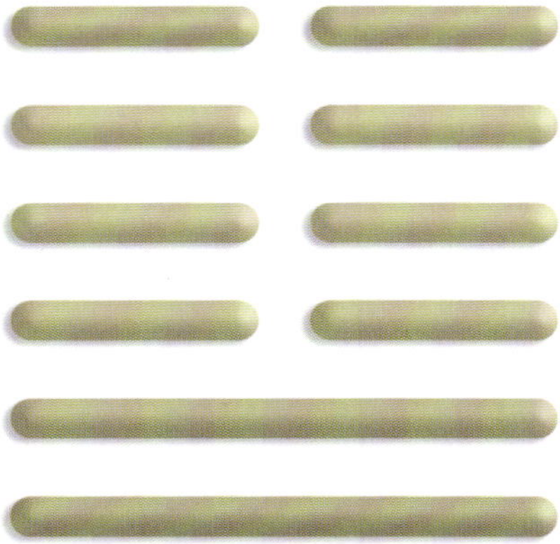

Annäherung – lín

Position J2 – Hexagramm 19

Du hast angenehme Begegnungen mit Menschen, die bereit sind, den Weg des Lichtes mit dir zu gehen. Du kannst Nutzen daraus ziehen. Dieser Nutzen ist jedoch kein materieller, sondern eher die Fülle, die für deine Seele daraus entsteht. Mache dir keine Sorgen um deine Zukunft, es ist für alle gesorgt. Die Erde und das Universum ernähren euch alle, und es gibt nichts, was wirklich sterben muss, denn selbst wenn der physische Körper vergeht, nimmt ihn die Erde wieder in ihre liebenden Arme. Jede Begegnung, jede Berührung des Herzens, des Körpers und der Seele hat ihre Bedeutung. So lass dich berühren durch die Nähe, und empfange die Liebe.

Affirmation (3-mal):

Ich lasse mich von der Liebe berühren (einatmen)
und lasse alles los, was dem entgegensteht (ausatmen).

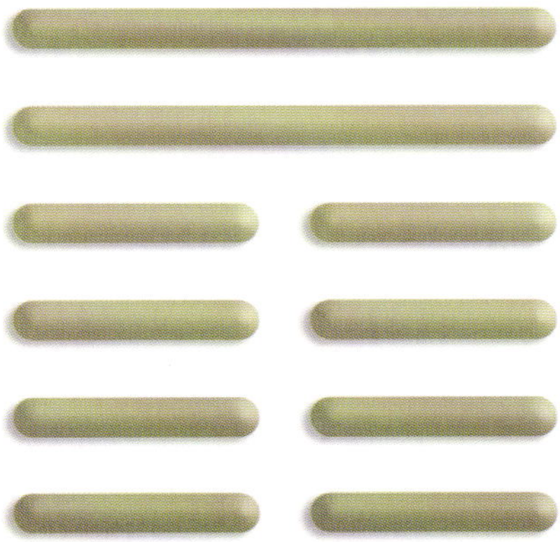

Vorbild – guān

Position C11 – Hexagramm 20

Jetzt ist die Zeit, da du nicht mehr einfach mitlaufen kannst mit den anderen. Du bist etwas Besonderes. Du hast erkannt, worum es wirklich geht, und du darfst jetzt vielleicht in eine neue Rolle hineinschlüpfen, die für den allgemeinen Fortschritt und das Wachstum notwendig ist. So sammle dich innerlich und nimm deine Aufgabe wahr, ein Führer, eine Führerin zu werden. Du musst ein Vorbild sein, damit sich andere Menschen an dir orientieren können. Also gib deine falsche Bescheidenheit auf, denn jeder in dieser Gesellschaft hat eine Funktion, die das Universum für ihn vorgesehen hat.

Affirmation (3-mal):

Ich nehme meine Verantwortung für andere wahr (einatmen)
und lasse alles los, was dem entgegensteht (ausatmen).

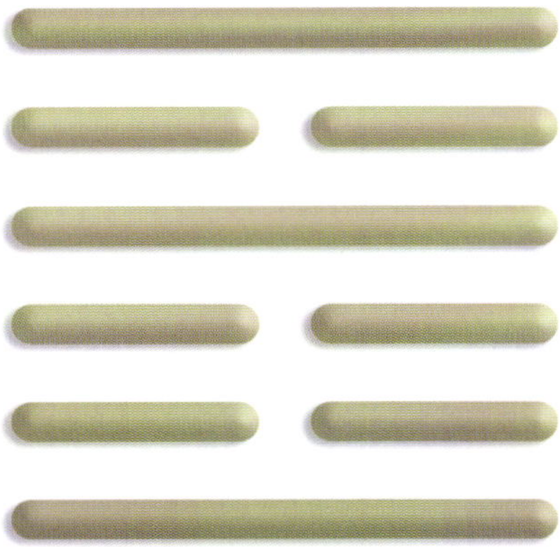

Durchgreifen – shì kè

Position K2 – Hexagramm 21

Du befindest dich in einer Situation, in der du dich durchsetzen musst, aber ohne Verurteilung oder Strafen. Du weißt vielleicht nicht, wie du das machen sollst, weil du nur eine eingeschränkte Sichtweise davon hast, was Durchgreifen aus göttlicher Sicht bedeutet, und das macht dich unsicher. Beginne mit Klarheit und ohne Strenge, das zu sagen, was dich bewegt, und das auszudrücken, was du möchtest und was du nicht mehr möchtest. Fühle vorher, ob dies wirklich deine Wahrheit ist oder die Wahrheit deiner Vorfahren, die du vielleicht nur nachplapperst. Räume deine Wahrheit frei von Beeinflussungen und kommuniziere erst dann.

Affirmation (3-mal):

Ich drücke meine Wahrheit klar und deutlich aus (einatmen)
und lasse alles los, was dem entgegensteht (ausatmen).

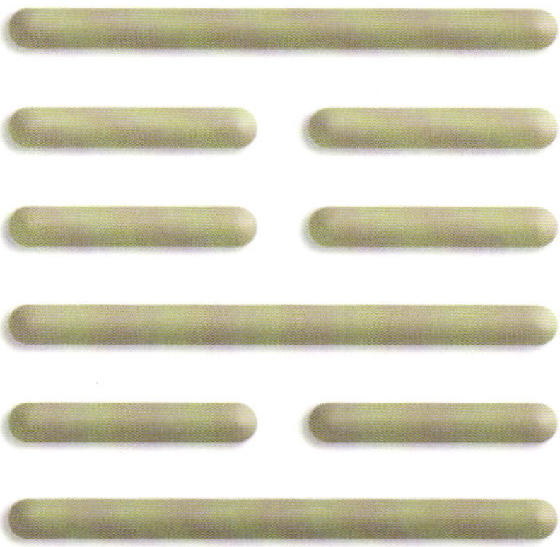

Anmut – bì

Position B11 – Hexagramm 22

Alle Dinge, die auf dieser Erde geschehen, haben einen Inhalt, den man nicht immer sehen kann, und eine Form, die wir nicht mit unseren menschlichen Sinnen wahrnehmen können. Der Inhalt speist sich über unsere Träume, Visionen und Ideen ein und wird konkreter, wenn wir ihn mit unseren Gedanken anfüllen. Was dabei an Sichtbarem herauskommt, ist das Ergebnis dieses Inhalts, der sich in eine schöpferische Form gebracht hat. Wenn dieses sichtbar Gewordene für dich nicht ganz stimmig ist oder gar nicht so, wie du es geplant hattest, dann kannst du dieses Ergebnis in die Schwingung der Anmut einhüllen, damit alles weicher aussieht.

Affirmation (3-mal):

Ich bin freundlich, anmutig und sanft (einatmen)
und lasse alles los, was dem entgegensteht (ausatmen).

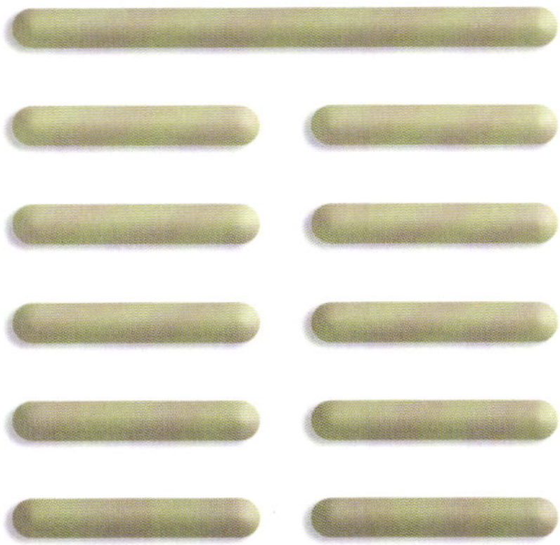

Weisheit – bō

Position J10 – Hexagramm 23

Es ist die Zeit gekommen, da es nötig ist, Abstand zu nehmen von den negativen Gedanken und Handlungsweisen der Menschen in deiner Umgebung. Schalte auch die trügerischen Abbilder der sogenannten zivilisierten Welt ab, die mithilfe der Medien suggeriert, dass es nur Gewalt und Zerstörung gäbe auf der Welt. Man kann auch ohne Fernseher, Radio und Zeitung gut leben. Bringe dich aus der Schusslinie, und biete keine Angriffsfläche für Hass, Neid, Gier, Geiz und Machtspiele. Geh einen Schritt zurück in dein inneres Heiligtum, wo dich diese Dinge nicht erreichen können. Du brauchst eine Atempause, damit dich die äußere Welt nicht zu sehr vereinnahmt.

Affirmation (3-mal):

Ich bin klar und lebe das Licht (einatmen)
und lasse alles los, was dem entgegensteht (ausatmen).

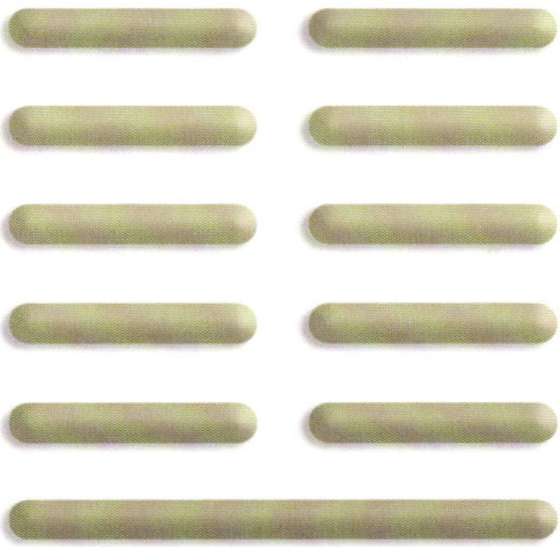

Wiederkehr – fù

Position C3 – Hexagramm 24

Du befindest dich in einer Phase der Umgestaltung, in der es für dich spürbar wird, dass Unnützes einfach wegbricht oder Dinge und auch Menschen sich sehr schnell verabschieden. Manchmal ist das Leben radikal. Altes und Verbrauchtes muss abgeschafft werden, aber du kannst mitbestimmen, auf welche Weise. Vielleicht musst du Dinge nicht einfach in die Mülltonne werfen, sondern gibst sie zu einer Organisation, die Menschen zusammenbringt und die diese Dinge verwerten können. Wirf Beziehungen zu Menschen nicht einfach weg, sondern kümmere dich um die Hilfestellungen, die du leisten kannst, damit alles friedlich abläuft. Denn alles kommt zu dir zurück.

Affirmation (3-mal):

Ich gestalte mein Lieben friedlich (einatmen)

und lasse alles los, was dem entgegensteht (ausatmen).

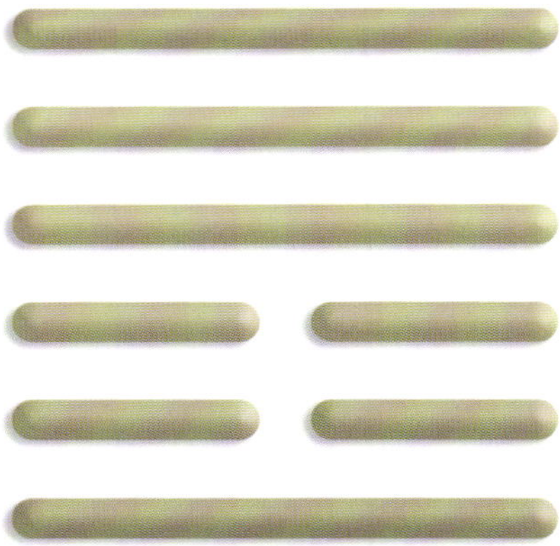

Unschuld – wú wàng

Position I10 – Hexagramm 25

Zu viele Überlegungen, Hintergedanken und Ängste haben deine Anbindung an die göttliche Führung getrübt. Jetzt ist dir vielleicht etwas Unerwartetes passiert, obwohl du doch so aufgepasst hattest. Achtsamkeit ist das eine, übertriebene Sorge das andere. Gewinne dein Vertrauen in die göttliche Führung zurück, es hat doch schon so vieles in deinem Leben so gut funktioniert. Der Schaden, den du jetzt erleidest, wird nicht so groß sein, dass es dich umwirft. Es sollte nur eine kleine Lehre sein, bevor ein größerer Schaden passieren konnte. Spür das kleine, unschuldige Kind in dir, das so viel Freude daran hat, einfach nur im Sonnenlicht zu spielen.

Affirmation (3-mal):

Ich vertraue mich der göttlichen Führung an (einatmen)
und lasse alles los, was dem entgegensteht (ausatmen).

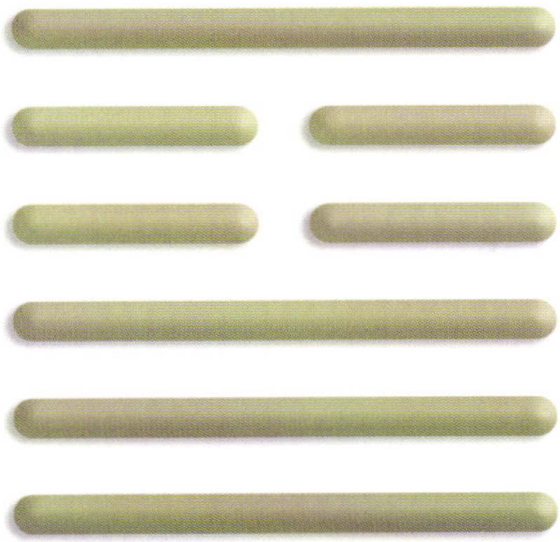

Bezähmung – dà chù

Position D3 – Hexagramm 26

Starke Kräfte haben sich entwickelt in dir, und du bist jetzt gefordert, sie in angemessener Weise zu leben, ohne dass diese Kräfte überwältigend werden. Es wäre schade, wenn deine Führernatur und die Königin, der König, in dir sich dazu hinreißen ließen, auf das rasende Pferd der Emotionen, des Zorns oder Ungeduld aufzuspringen. Du kannst und sollst die Führerschaft übernehmen und deine Visionen und Aufgaben leben und damit auch andere Menschen anleiten, damit eure Kraft potenziert wird und sich Erfolge leicht einstellen. Wenn du zu forsch wirst, überrennst du andere. Bändige diese Kräfte dann lieber durch Sport, Tiefenmeditation oder Hobbys.

Affirmation (3-mal):

Ich lebe meine Stärke achtsam (einatmen)

und lasse alles los, was dem entgegensteht (ausatmen).

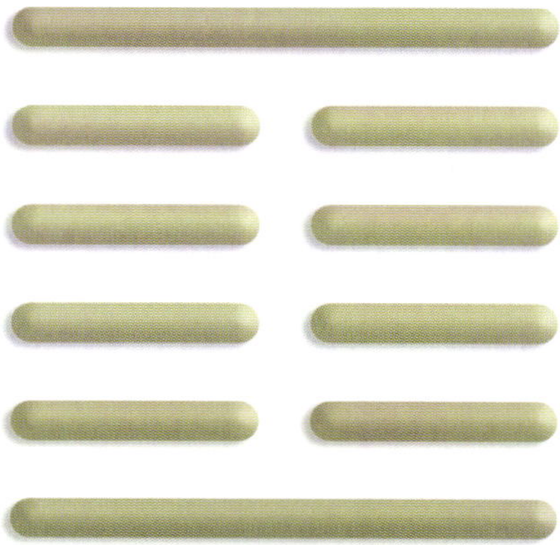

Ernährung – yí

Position H10 – Hexagramm 27

Beruhige deine Seele, deinen Körper und deinen Geist, indem du deine äußere Ernährung etwas einschränkst, denn du hast jetzt genug Materielles gespeichert, um in den Tagen der Ruhe und Innenschau versorgt zu sein. In der Stille, Einkehr und Meditation findest du genügend Vorräte, die mit Licht angefüllt sind und die dich während der dunklen Zeiten nähren können. Füll dich auf mit den wirklich wichtigen Dingen, die du in deinem Herzen findest, und lass los von zu viel Stofflichkeit und Habenwollen. So bist du frei für dich selbst, und wenn du eine Zeit lang Verzicht übst, wirst du wachsen!

Affirmation (3-mal):

Ich lasse los und bin frei (einatmen)
und lasse alles los, was dem entgegensteht (ausatmen).

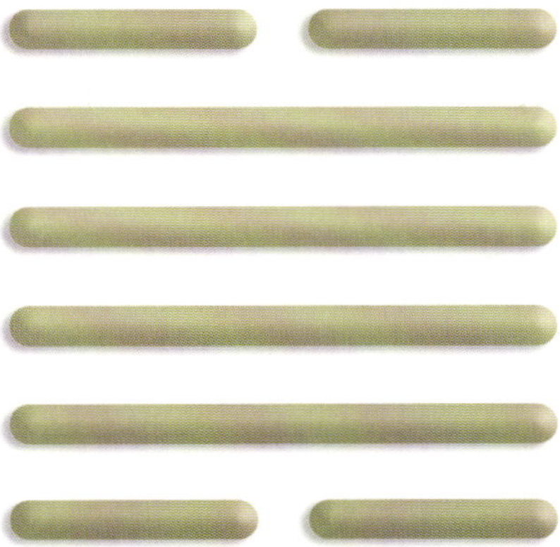

Bewältigung – dà guò

Position E3 – Hexagramm 28

Du befindest dich in einer Ausnahmezeit, in der es stürmisch geworden ist. Viele Verhältnisse werden jetzt einer Zerreißprobe unterworfen. Was nicht mehr stimmig und in Harmonie mit den Grundsätzen des Lebens ist, wird jetzt durchgerüttelt und wenn nötig über Bord geworfen. Wenn du in dir oder in deiner Umgebung Aufruhr spürst, dann ist dies jetzt ganz normal, und du musst dir keine Sorgen machen. Alles, was sein soll, wird auch bewältigt, selbst wenn es dir zu groß erscheint. Bleibe nicht am äußeren Rand des Orkans, weil es hier zu turbulent ist. Gehe in das innere Auge, hier ist es still, und du bist gut geschützt.

Affirmation (3-mal):

Ich bin geschützt in meinem inneren Herzensraum (einatmen)
und lasse alles los, was dem entgegensteht (ausatmen).

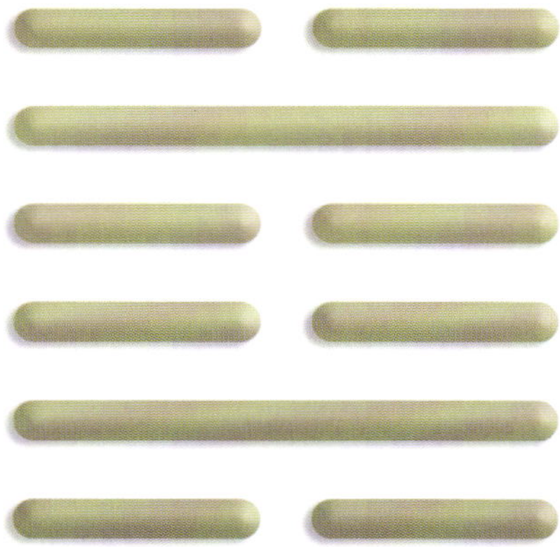

Verweilen – kăn

Position G10 – Hexagramm 29

Bei jeder Wanderung braucht man irgendwann eine Rast, und jedes zu stark klopfende Herz braucht eine Pause. Das gilt vor allem dann, wenn der Weg schwierig geworden oder der Mensch nicht mehr so leistungsfähig ist, weil seine Zeit auf Erden fortgeschritten ist. Überprüfe, wo du deinen Platz zum Verweilen findest oder dein Zuhause, falls du immer wieder fortgegangen bist. Kühnheit und übertriebenes Engagement sind jetzt nicht gefragt, eher kühle Vernunft, um deinen weiteren Weg einzuschätzen. Jetzt aber raste erst einmal und ruhe dich genügend lang aus, bis du wieder zu Kräften gekommen bist. Die Dinge werden auch einmal eine Weile ohne dich funktionieren.

Affirmation (3-mal):

Ich erlaube mir, mich auszuruhen (einatmen)
und lasse alles los, was dem entgegensteht (ausatmen).

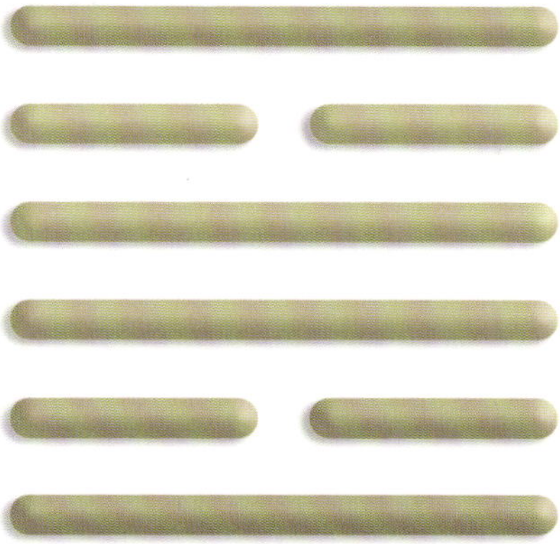

Fügsamkeit – lí

Position F3 – Hexagramm 30

Du sehnst dich nach Freiheit. Am liebsten möchtest du aus allem ausbrechen. Du bist genervt, weil viele Menschen dich unter Druck setzen, sodass du keine Zeit mehr für dich selbst hast. Du kannst sie aber nicht einfach abschütteln. Alles, was ist, ist untrennbar mit dir verbunden. Begegnungen und der Austausch von Energie sind immer möglich. Den Mond sehen wir auch nicht immer von der Erde aus, würde er jedoch ganz verschwinden, wäre auch das Leben auf der Erde zu Ende. So füge dich mit deinem Herzen der Gewissheit, dass du Teil des Ganzen und trotzdem frei bist, die Wanderung deiner Seele so zu gestalten, wie du dies möchtest.

Affirmation (3-mal):

Ich aktiviere Freiheit und Unabhängigkeit in mir (einatmen)
und lasse alles los, was dem entgegensteht (ausatmen).

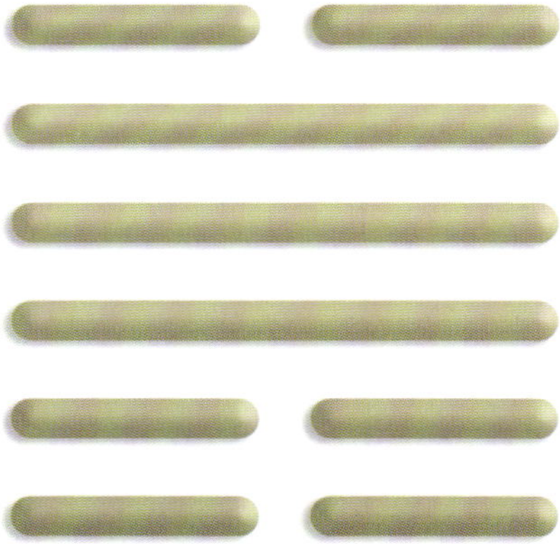

Anziehung – xián

Position F10 – Hexagramm 31

Du bist jetzt aufgefordert, dein Licht nicht mehr unter den Scheffel zu stellen, denn hier kann dein Leuchten niemand wahrnehmen. Wenn du einen Partner suchst, reflektiere ehrlich, wie du wirklich bist, und sorge dafür, dass du deine innere Wahrheit ausstrahlst, ohne dass du Angst haben musst, dass dich so doch keiner lieben kann. Sei dir sicher, du ziehst genau die richtige Person an, die genau das liebt! Wenn du dich weiter versteckst oder lieber ein anderer sein möchtest, werden die Menschen dir fernbleiben. Das Gleiche gilt für deine Projekte und deine Arbeit. Stell dich so dar, wie du bist, mit all der Freude an deinem Tun, auch wenn es noch so verrückt erscheint.

Affirmation (3-mal):

Ich zeige mich so, wie ich bin (einatmen),
und lasse alles los, was dem entgegensteht (ausatmen).

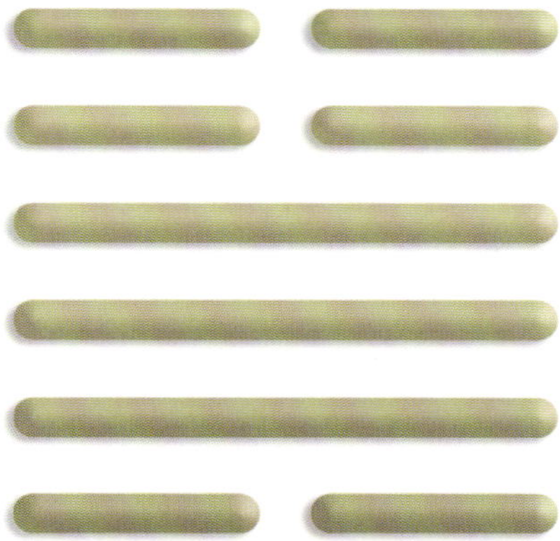

Dauer – héng

Position G3 – Hexagramm 32

Viele Dinge siehst du kommen und gehen. Du beobachtest, wie sich alles wandelt in der Natur, in den Jahreszeiten, und wie liebe Menschen sich verabschieden. Die Trauer hilft, sie zu verabschieden, und die Freude, sie zu begrüßen. Das ist der Wandel, der beständig ist, die Veränderung, die ganz sicher kommt. Wenn du zur Zeit eher verunsichert bist und nicht weißt, welchen Sinn dein Leben oder dein Tun hat, dann stell dir vor, wie du auf der Lebenswelle nach oben und nach unten schwingst. Lasse dich tragen von diesem Rhythmus. Stell dir vor, dass du so mit der Unendlichkeit verbunden bist und dass die Gesetze der Ewigkeit das einzig Dauerhafte sind.

Affirmation (3-mal):

Bewegung und Rhythmus leben in mir (einatmen),

und ich lasse alles los, was dem entgegensteht (ausatmen).

Abschied – dùn

Position E10 – Hexagramm 33

Die Zeichen der Zeit zeigen uns, dass die gegnerischen Kräfte stark geworden sind, und du bist vielleicht frustriert, weil du das Gefühl hast, dass du dich umsonst angestrengt hast. In der Polarität des Lebens und im Gesetz des Werdens und Vergehens gibt es aber Sieger und Verlierer, und zwar im Wechsel. So kannst du jetzt deine Wunden lecken oder dich entscheiden, einen heilsamen Rückzug anzutreten, dorthin, wo du Schutz und Sicherheit und einen geborgenen Platz findest. Hier wirst du Ruhe finden, aber auch Inspiration und Eingebungen, die von den göttlichen Kräften kommen. So genährt, wirst du wissen, wann es Zeit ist, wieder ans Licht zu treten.

Affirmation (3-mal):

Ich ziehe mich zurück und finde Ruhe und Kraft (einatmen)
und lasse alles los, was dem entgegensteht (ausatmen).

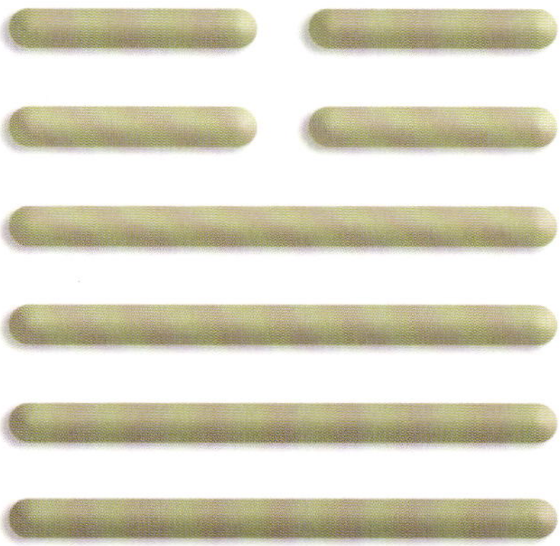

Einklang – dà zhuàng

Position H3 – Hexagramm 34

Stelle dir vor, du spielst in einem großen Orchester. Vielleicht spielst du sogar die erste Geige. Du strahlst durch deine Fähigkeiten. Wenn du wolltest, könntest du noch viel lauter und schneller spielen. Was aber würde dann passieren? Das Stück würde unstimmig klingen, und die Zuhörer wären schnell irritiert. Reflektiere also deine jetzige Situation, überprüfe, ob dein Tempo stimmt. Schau auf alle Beteiligten, ob sie mitkommen oder ob du sie schon abgehängt hast. Überprüfe deine Lautstärke! Passt sie, oder kannst du niemand mehr hören, der vielleicht mit seiner leisen Stimme eine wichtige Botschaft für dich hat? Spiele im Einklang mit allen deinen Mitspielern.

Affirmation (3-mal):

Ich bin im Einklang mit dem Universum (einatmen)
und lasse alles los, was dem entgegensteht (ausatmen).

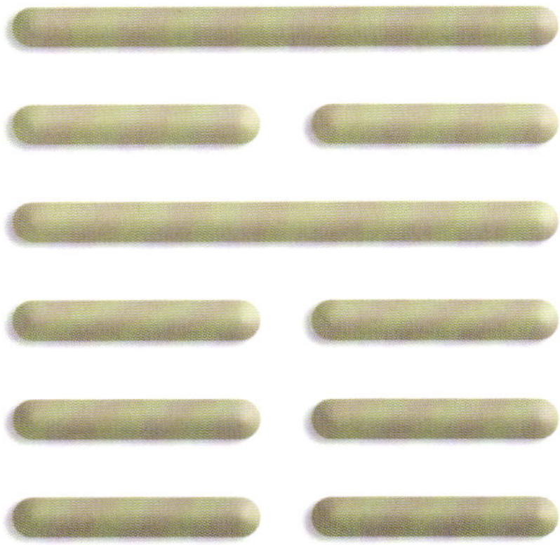

Möglichkeiten – jìn

Position D10 – Hexagramm 35

Als du auf die Erde gekommen bist, wurdest du ausgestattet mit allem Guten und Notwendigen, um deine Aufgabe in Freude erfüllen zu können. Inzwischen bist du den Versuchungen des materiellen Lebens erlegen, und immer mehr Ballast ist zwischen deine Schätze geraten. So geh zum Ursprung zurück, und erinnere dich an die Klarheit, die du eigentlich in dir hast. Wenn du zu viel Dunkles siehst, dann reinige dich mit der Kraft des Feuers oder mithilfe des violetten Lichts, das in der Vorstellung durch deinen Körper fließt. Es bedarf jetzt einer inneren und äußeren Läuterung, damit du deine ursprüngliche Klarheit wiedererlangst.

Affirmation (3-mal):

Ich reinige mich und meine Umgebung (einatmen)
und lasse alles los, was dem entgegensteht (ausatmen).

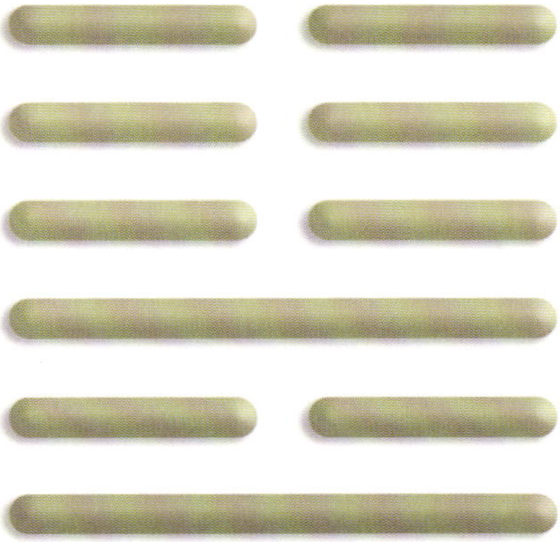

Heilung – míng yí

Position 13 – Hexagramm 36

Du nimmst wahr, dass sich die negativen Energien um dich herum verstärkt haben. Vielleicht hast du einen Rückfall gesundheitlicher oder emotionaler Art erlitten, und du verstehst nicht, warum das so ist, hast du doch genügend unternommen, um die Ursachen zu beseitigen. Sei dir gewiss, Heilung findet auch dann statt, wenn es draußen turbulent zugeht. Und nicht alles, was negativ erscheint, ist auch negativ. Manchmal reinigt sich die Natur, und das erscheint uns Menschen gewalttätig. Es ist aber eine Transformation, die stattfindet, und in der Stille und inneren Ruhe, derer du jetzt bedarfst, kann der Prozess der Heilung weitergehen.

Affirmation (3-mal):

Ich weiß, dass alles meiner Heilung dient (einatmen),
und lasse alles los, was dem entgegensteht (ausatmen).

Familie – jiā rén

Position C10 – Hexagramm 37

Jeder Mensch stammt von einer Familie oder einer Gemeinschaft ab, die vor ihm war und deren Informationen und Erfahrungen in unserem genetischen Speicher verankert sind. Du hast sogar eine noch viel größere Seelenfamilie, die du auf deiner Wanderung durch die Inkarnationen kennen und lieben gelernt hast. Zwar musstest du diese Familie immer wieder verlassen, aber jetzt erinnern dich die Deinen daran, dass du wie mit goldenen Fäden mit allen verbunden bist. Wenn du Sorgen und Nöte hast, dann rufe diejenige Person aus deiner Familie an, die dir jetzt am besten helfen kann. Dieser Mensch kann dir hilfreiche Hinweise geben.

Affirmation (3-mal):

Ich fühle mich in Liebe mit euch verbunden (einatmen)
und lasse alles los, was dem entgegensteht (ausatmen).

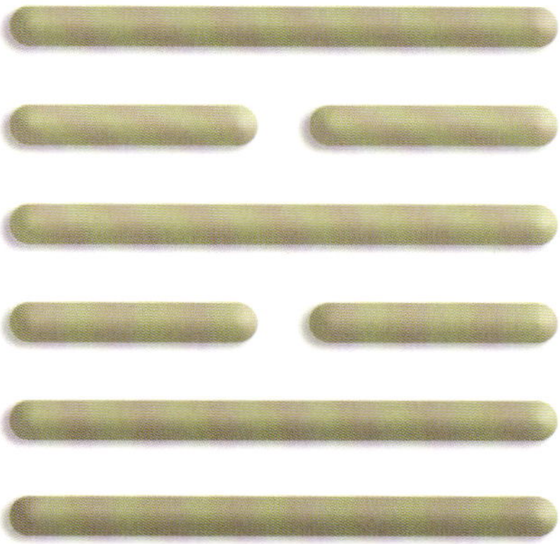

Gegensatz – kúi

Position J3 – Hexagramm 38

Gegensätze ziehen sich nicht immer an, oft führen sie auch zu Streit, der dadurch entsteht, dass du gerne recht behalten möchtest möchtest oder der Andere. Wenn du den Konflikt durch Besonnenheit überwinden kannst, wird die Verbindung zum betroffenen Menschen unter Umständen fruchtbarer und ehrlicher werden. Wenn du auf deinem Standpunkt beharrst, entsteht Härte und Unbeweglichkeit in deinem Emotionalfeld und in deinem Körper. Spür den trügerischen Mangel in dir, der dafür sorgt, dass du recht haben möchtest, und erlöse ihn, indem du dich mit deiner Kindheit aussöhnst.

Affirmation (3-mal):

Ich versöhne mich mit meinem inneren Kind (einatmen)
und lasse alles los, was dem entgegensteht (ausatmen).

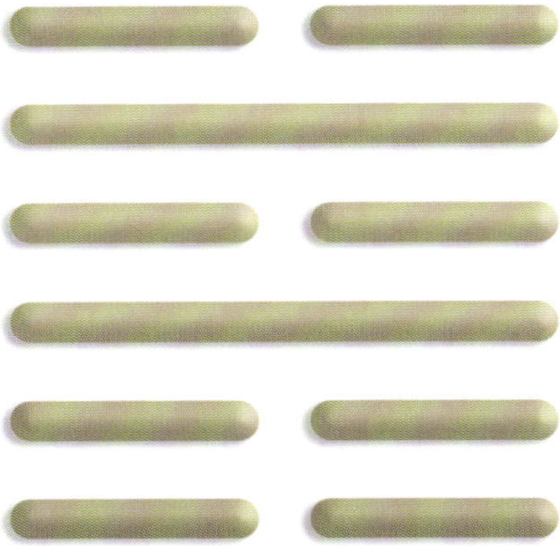

Vereinigung – jiăn

Position D4 – Hexagramm 39

Wenn es Hindernisse gibt auf deinem Weg, so lass davon ab, sie mit Gewalt wegräumen zu wollen. Vielleicht erkennst du gar nicht, dass dich dieses Hindernis vor Schlimmerem schützen will. Vielleicht liegt jenseits des Hindernisses eine große Bedrohung, und du würdest in Verwicklungen geraten, wenn du jetzt den Durchbruch wagtest. Auch dieses Hindernis wird beseitigt werden. Es mag im Dienste einer höheren Sache stehen, dass die Dinge jetzt so schwierig werden. Besprich die Lage mit deinen Freunden oder den Personen, die betroffen sind. Vielleicht weiß jemand etwas, von dem du noch keine Ahnung hast, und die Einigung entsteht wie von selbst.

Affirmation (3-mal):

Ich erlaube mir, Hilfe anzunehmen (einatmen)
und lasse alles los, was dem entgegensteht (ausatmen).

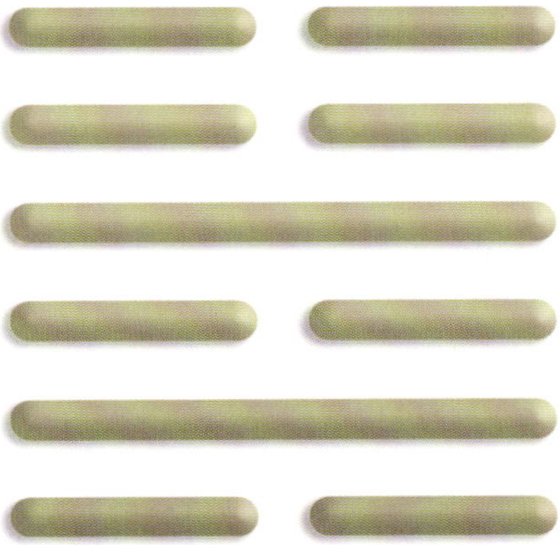

Befreiung – xìe

Position 19 – Hexagramm 40

Die Zeit, da du von einer drückenden Last befreit wirst, ist nahe. Du kannst nicht länger dem stetigen Strom des Lebens Barrikaden bauen, denn das Wasser wird sie bald hinwegreißen. Es ist stark geworden. Vielleicht gibt es bald einen großen Krach, der aber wie ein Gewitter nach langer Schwüle kühlend und reinigend sein wird und die Atmosphäre klärt. Du wirst wieder frei durchatmen können, die Arme zum Himmel erheben und fliegen können wie ein Vogel, wenn du magst. Gib dann auch alle schwer machenden Erinnerungen ab an die große Kraft der Vergebung, die alle befreit. Du bist frei, und alle jemals an dieser Situation Beteiligten sind es auch.

Affirmation (3-mal):

Ich vergebe mir und anderen und bin frei (einatmen)
und lasse alles los, was dem entgegensteht (ausatmen).

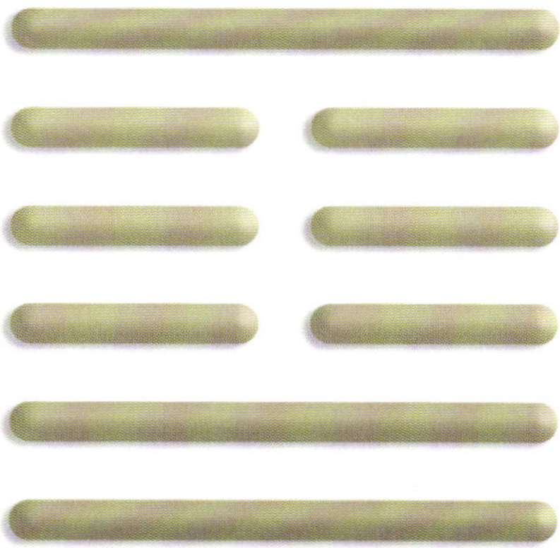

Abgeben – sŭn

Position E4 – Hexagramm 41

Die äußeren Lebensumstände sind ins Wanken geraten, da dies eine Zeit des grundlegenden Wandels ist. Einige materiellen Dinge werden weniger wert, andere dafür sehr teuer. Du bist jetzt aufgefordert, in Kontakt mit deinem innersten Wesen zu gehen und zu spüren, was eigentlich den Wohlstand in dir ausmacht. Ist es dein großes Auto oder dein Haus? Sind es die Blumen, die in deinem Garten blühen oder der Wald, in den du gehst? Ist es das schöne Gespräch, das du gestern mit deiner Freundin hattest oder die liebevolle Berührung deines Partners? Was findest du an wirklichem Wohlstand in deiner Umgebung? Was wird dir täglich geschenkt? Würdige es mehr!

Affirmation (3-mal):

Ich würdige die Fülle des Lebens (einatmen)
und lasse alles los, was dem entgegensteht (ausatmen).

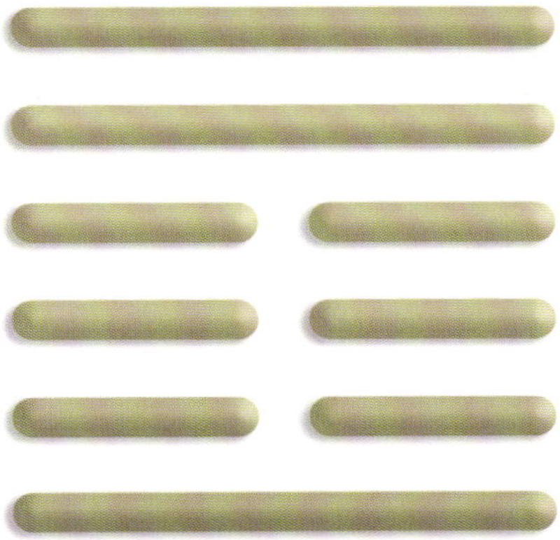

Mehrung – yì

Position H9 – Hexagramm 42

Wenn es in deinem Leben stockt und du trotz Anstrengung nicht den Lohn bekommst, den du dir vorstellst, dann hast du das Gesetz der Vermehrung deiner Schätze noch nicht verstanden. Nicht durch noch mehr Anstrengung erreichen wir das, was wir wünschen, sondern durch Hingabe an die schöpferischen Kräfte. Ein Opfer bringen, ist nichts, was wehtut, vielleicht schmerzt es nur kurz, bis du merkst, dass du es gern gegeben hast. Es kann sein, dass du das Opfer deiner festgefahrenen Meinungen bringen musst, auch wenn du dich danach leer fühlen solltest, zumindest eine Zeit lang. Diese Leere wird angefüllt mit neuen Schätzen.

Affirmation (3-mal):

Ich bin bereit, zu geben (einatmen),

und lasse alles los, was dem entgegensteht (ausatmen).

Durchbruch – guài

Position F4 – Hexagramm 43

Die Veränderung der Verhältnisse, in denen du lebst, steht kurz bevor. Es wird einen Durchbruch geben, und das Gute und Lichtvolle wird seinen Sieg erringen, ohne die Dunkelheit verdrängen zu müssen. Es werden keine Sieger und Besiegte sein, aber jede Partei wird das ehrlich ausdrücken, was auch aus ihrer Sicht nicht in Ordnung war. Jeder wird seinen eigenen Weg der Wahrheit gehen können – ohne gegenseitige Aufrechnung und Schuldzuweisung, ohne Bestrafung und Ausgrenzung. Jeder weiß um die neue Ordnung, die unabwendbar kommen muss, und kann sich darin einfügen. Hör auf, das Böse bekämpfen zu wollen, atme tief durch und lass geschehen!

Affirmation (3-mal):

Ich sage JA zur neuen Ordnung (einatmen)
und lasse alles los, was dem entgegensteht (ausatmen).

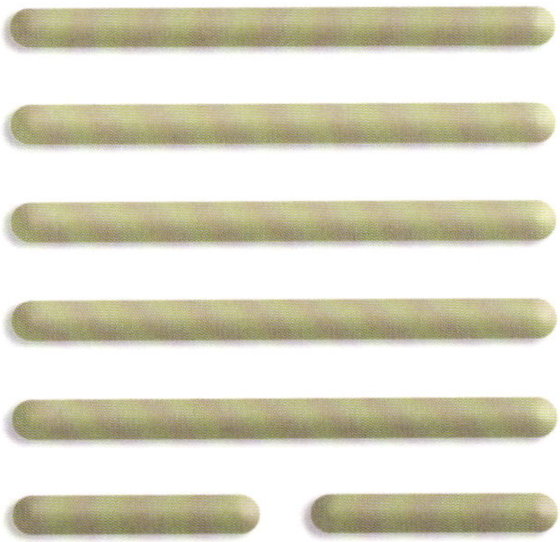

Entgegenkommen – gòu

Position G9 – Hexagramm 44

Deine Gefühle sind so aufgebracht, dass du dich gezwungen siehst, eine Entscheidung zu treffen. Das kann eine Trennung von deinem Partner sein oder von einer Arbeitsstelle. Auch wenn jetzt die Zeit tatsächlich reif ist, um eine Entscheidung zu treffen, solltest du dich besinnen, wie du den betroffenen Personen entgegentreten kannst. Denn alles hatte seinen Sinn, und du hast daraus gelernt. Du solltest innerlich nicht verhärten, sondern wissen, dass alles, was dich umgibt, von der Liebe genährt wurde und dein Lernen auf der Erde unterstützt hat. So habe Wertschätzung für das übrig, von dem du dich trennen möchtest, und dann triff deine Entscheidung.

Affirmation (3-mal):

Ich begegne allem mit Wertschätzung (einatmen)
und lasse alles los, was dem entgegensteht (ausatmen).

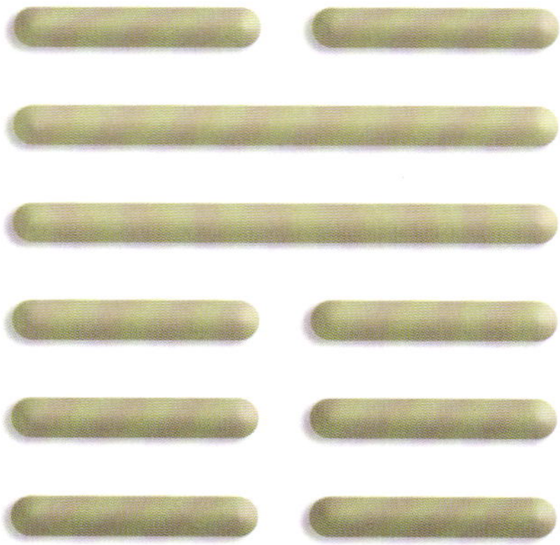

Sammlung – cùi

Position G4 – Hexagramm 45

Für das, was du jetzt an Wichtigem in die Welt bringen sollst, ist es notwendig, alle verfügbaren Kräfte zu vereinen. So gehe in die Stille, blicke in dein Inneres und sammle alle deine Kräfte, damit sie dir gebündelt zur Verfügung stehen. Dann stelle dir deine Familie vor, deine Ahnen, deine Sippe, deine Seelenbegleiter, deine Engel, Krafttiere oder sonstigen geistigen Helfer, und bitte sie, sich um dich zu versammeln. So weißt du, dass du jetzt alle Kräfte vereint hast, um das große Werk zu vollbringen. Ihr seid vorbereitet für eure Aufgabe und könnt die Veränderung stattfinden lassen, die nötig ist, um die friedliche Vereinigung aller Geschöpfe der Erde zu bewerkstelligen.

Affirmation (3-mal):

Ich nutze meine ganze Kraft (einatmen)
und lasse alles los, was dem entgegensteht (ausatmen).

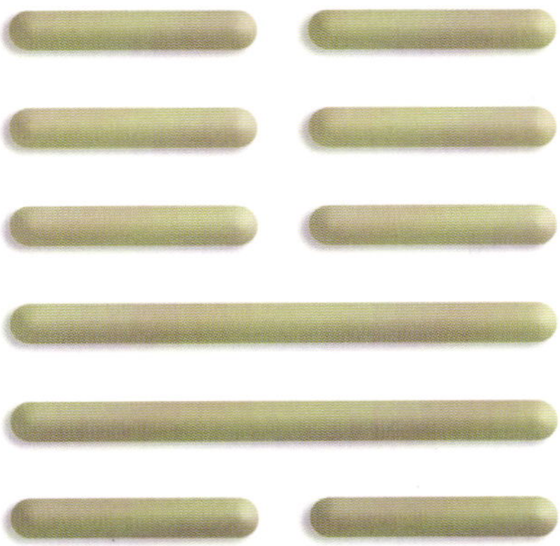

Vorankommen – shēng

Position F9 – Hexagramm 46

Die Zeit ist für dich sehr günstig, um den Weg des Erfolges in Leichtigkeit weiterzugehen. Du kommst gut voran, wenn du den Willen hast, wenn du nicht stur bist bei der Umsetzung, wenn du sanftmütig genug bist, um das zu erreichen, was du möchtest. Von Zeit zu Zeit solltest du dich erinnern, dass auch Hingabe an die Dinge und die Notwendigkeiten des Alltäglichen zum Durchbruch verhelfen können. Du wirst dich wie ein Pflänzchen, das seinen frischen Trieb durch die Erde zur Sonne reckt, bald in deiner ganzen Kraft und mit deinem Leuchten zeigen können, sodass alle dich beachten und sich an dir erfreuen können.

Affirmation (3-mal):

Ich gehe meinen Weg in Leichtigkeit (einatmen)
und lasse alles los, was dem entgegensteht (ausatmen).

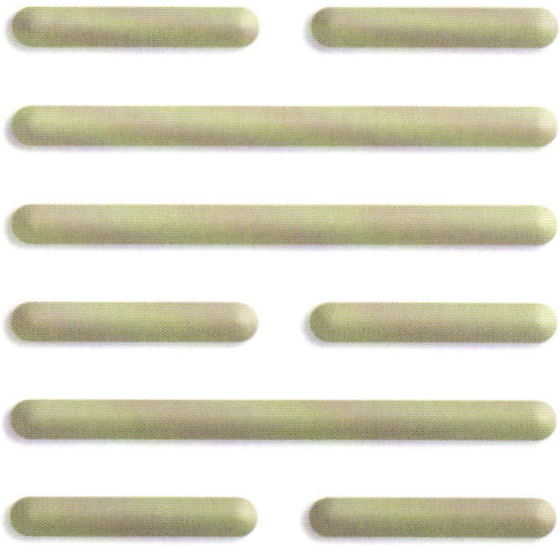

Beständigkeit – kùn

Position H4 – Hexagramm 47

Im Trubel des Alltags sind deine energetischen Reserven abgesunken, ohne dass du dies bemerkt hast. Zwar bist du mit den Dingen des Alltags gut versorgt, dennoch ist da eine Leere. Du kannst im Augenblick diese Leere nicht mit Willenskraft auffüllen, nur mit Geduld und in bewusstem Kontakt und Zwiesprache mit deinem höheren Selbst und mit deinen geistigen Begleitern. Beständigkeit und Zuversicht sind insofern von dir verlangt, als du im Alltag regelmäßig eine erhöhte Position mit deinem Bewusstsein einnimmst, von der aus du siehst, dass du ein geistiges Wesen in einem irdischen Körper bist, das immer Kontakt zu seiner göttlichen Quelle hat.

Affirmation (3-mal):

Ich kehre zurück zur göttlichen Quelle in mir (einatmen)
und lasse alles los, was dem entgegensteht (ausatmen).

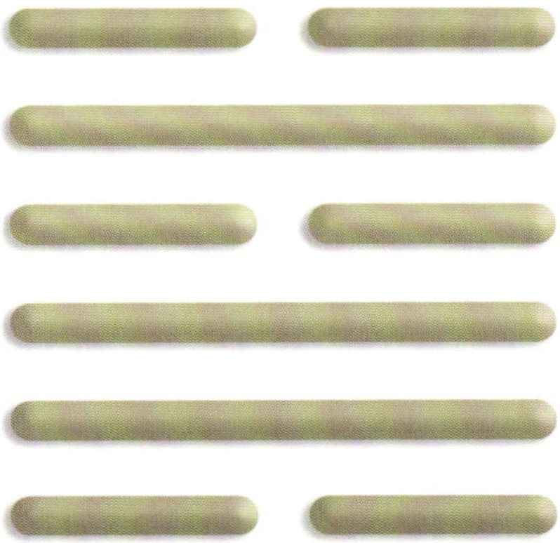

Reichtum – jǐng

Position E9 – Hexagramm 48

Du befindest dich im Fluss des Lebens und kennst die klare Quelle, an der du dich laben kannst. Du hast viel Wertschätzung für diese Quelle und das reinigende Wasser, das selbstverständlich für dich da ist. Vielleicht hast du in letzter Zeit festgestellt, dass immer mehr Menschen zu dieser Quelle drängen und sie zu verschmutzen droht, weil der Andrang zu groß geworden ist. Überleg dir, wie du großzügig sein und andere an deinen Energien teilhaben lassen kannst, ohne dass es dir zu viel wird. Vielleicht braucht deine innere Quelle einen Schutz, oder du gibst den Schlüssel nur an die weiter, von denen du weißt, dass sie sehr achtsam mit den Ressourcen umgehen.

Affirmation (3-mal):

Ich gehe achtsam mit meinen Ressourcen um (einatmen)
und lasse alles los, was dem entgegensteht (ausatmen).

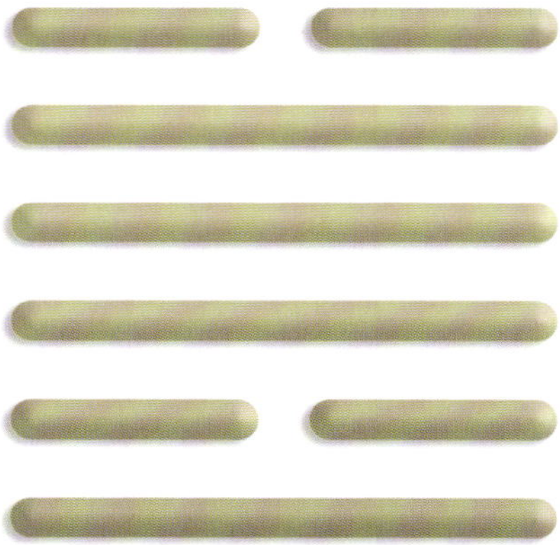

Umwälzung – gé

Position 14 – Hexagramm 49

So wie die Schlange sich häutet, so verändert sich gerade vieles in deinem stofflichen und ätherischen Leib, damit du wieder flexibel an Körper, Seele und Geist werden kannst. Vielleicht sind deine Gedanken eingerostet, oder du unternimmst immer das Gleiche, weil du nicht aus deinen Gewohnheiten ausbrechen kannst. Wenn es jedoch Zeit ist, aus dem Ei zu schlüpfen, dann kann das junge Küken nicht darauf bestehen, drinzubleiben. Lass dich herausschubsen aus dem Nest und werde flügge. Du bist erwachsen und kannst dein Leben selbst leben. Verlasse die Komfortzone und erfahre, wie schön selbst Anstrengung und Engagement sein können.

Affirmation (3-mal):

Ich verabschiede alte Gewohnheiten (einatmen)
und lasse alles los, was dem entgegensteht (ausatmen).

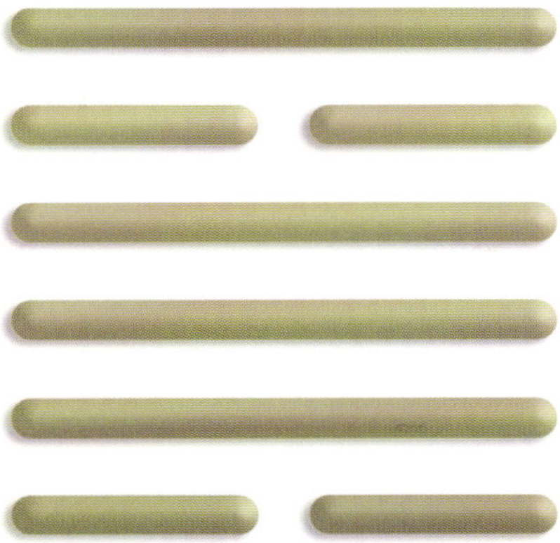

Kultur – dǐng

Position D9 – Hexagramm 50

Du leistest Großartiges und hast viele gute Ideen, die du gern in die Tat umsetzen möchtest, gern auch mit anderen Menschen zusammen. Wenn jeder seine Ideen wahllos einbringt, entsteht ein großes Durcheinander, und niemand kann mehr die einzelnen Bestandteile erkennen, die der Verwirklichung dienen. So entsteht nichts als Chaos. Bring zuerst einmal Ordnung in deinen eigenen Tagesablauf. Du kannst morgens zuerst einmal beten oder meditieren oder spazieren gehen, damit dein Geist klar wird und du die Essenz all dessen erkennen kannst, was dir angeboten wird. Dann erst entscheide, was oder wer dabei sein soll.

Affirmation (3-mal):

Ich bringe Ordnung in mein Leben (einatmen)
und lasse alles los, was dem entgegensteht (ausatmen).

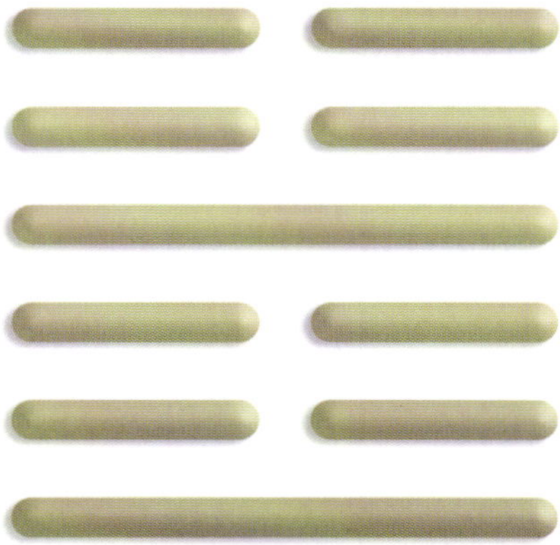

Erregung – zhèn

Position H8 – Hexagramm 51

Heftige Bewegungen in deinem Inneren sorgen dafür, dass jetzt etwas zusammenbricht, was keine Berechtigung in deinem Leben mehr hat. Fürchte dich nicht davor, auch wenn es laut zugeht oder grummelt und donnert in deinem Seelenkleid. So wie die Mutter Erde sich ab und zu mit heftigen Erdstößen wehrt, wie jede Geburt schmerzhaft ist, so schön und rein wird das sein, was daraus geboren wird. Du befindest dich in einer Zeit großer Reinigung und Transformation. Warte noch ein Weilchen, bis jetzt hast du alles geschafft, und du wirst auch diese Geburtswehen überstehen und dann dein Kind der Liebe in den Armen halten.

Affirmation (3-mal):

Ich heiße die große Reinigung jetzt willkommen (einatmen)
und lasse alles los, was dem entgegensteht (ausatmen).

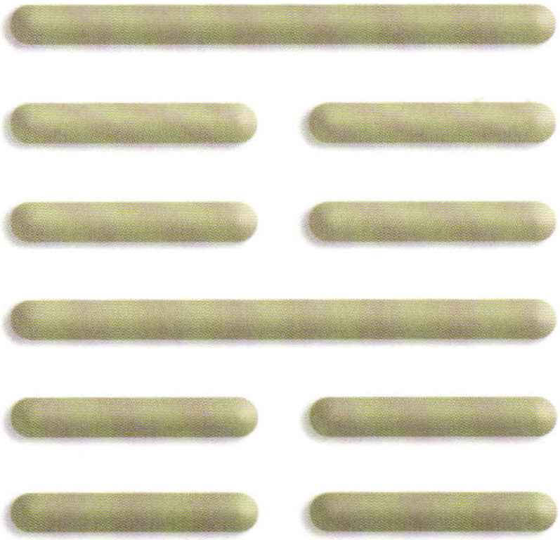

Beruhigung – gèn

Position E5 – Hexagramm 52

Das Gesetz des Lebens beinhaltet den regelmäßigen Wechsel von Ruhe und Bewegung. Du aber lebst in einer Gesellschaft, in der vor allem die Bewegung zählt, was dein Zentrum, dein Herz, stark belastet. Du solltest jetzt dafür sorgen, dass dein Herz Ruhe erfährt, damit es nicht aus dem Takt gerät und dein ganzer Körper darunter leidet. Das könnte mit Hilfe von Yoga-Übungen geschehen oder mit Spaziergängen in der Natur, bei denen du schweigst, oder durch eine lange Auszeit. Wichtig ist, dass du dein Herz im Alltag beachtest und seine Sprache verstehen lernst, damit du nicht immer erst zu spät erkennst, dass dein Herz Beruhigung braucht. Sei gut zu dir.

Affirmation (3-mal):

Ich bin gut zu mir (einatmen)

und lasse alles los, was dem entgegensteht (ausatmen).

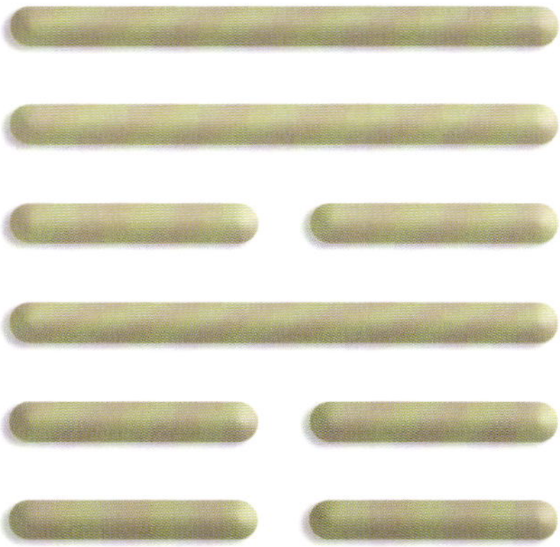

Fortschritt – jiàn

Position G8 – Hexagramm 53

Du bist unzufrieden, weil deine Aktivitäten, Pläne und Projekte zu langsam voranschreiten. Du möchtest gern schneller vorankommen und verstehst nicht, warum die geistige Arbeit nicht deutlichere Früchte trägt. Du bist ein wichtiges Puzzleteil im Spiel der großen Kräfte, aber du kannst nicht das Ganze überschauen, denn das würde – zumindest im Augenblick – deine Sinne überfordern, mit denen dich die Schöpfung für dieses Erdenleben ausgestattet hat. Dein höheres Selbst, dem du unbedingt vertrauen kannst, weiß aber, dass zum Fortschritt auch eine Portion Beständigkeit gehört. So lass dir Zeit, es wird alles für dich in die richtigen Bahnen gelenkt.

Affirmation (3-mal):

Ich bin zufrieden mit dem, was ist (einatmen),
und lasse alles los, was dem entgegensteht (ausatmen).

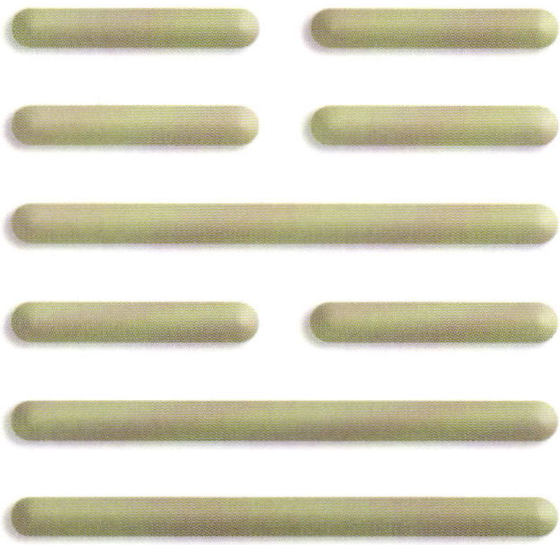

Neigungen – gūi mèi

Position F5 – Hexagramm 54

In der Welt der Polarität gibt es immer zwei Pole, und du wirst immer einen Pol bevorzugen. Das bedingt, dass sich der andere Teil zurückgesetzt fühlt und versuchen wird, sich stärker in dein Bewusstsein zu drängen, zum Beispiel, indem etwas nicht klappt, obwohl du dich so sehr dafür eingesetzt hast. Du musst wissen, dass es kein Gut und kein Böse gibt, nur Stellvertreter auf dieser Welt, die eine Zeit lang den jeweiligen Job übernehmen, auch wenn diese Despoten, Politiker, Mafiabosse oder Banker heißen. Neige dich genau diesen Anteilen in dir zu, denn eben diese Anteile hast auch du! Schau sie an, und verdränge sie nicht länger, damit sie heilen können.

Affirmation (3-mal):

Ich ehre den Schatten in mir (einatmen)
und lasse alles los, was dem entgegensteht (ausatmen).

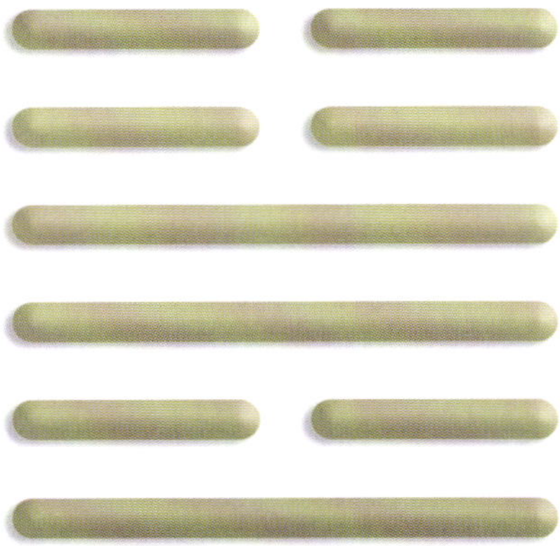

Fülle – fēng

Position F8 – Hexagramm 55

Du befindest dich in einer Zeit der Fülle und des inneren und äußeren Wohlstandes und darfst und sollst diese Fülle jetzt genießen und auch anderen davon abgeben. Sei großzügig im Verschenken deiner Güter, deines Wissens und deiner Gaben. Gib Hilfe weiter, wo dieses nötig ist, in der Gewissheit, dass dieses deine Schätze vermehren wird. Du wirst genügend behalten, damit es dir gut ergeht. Du wirst wohl einen Anflug von Bedauern spüren in dem Wissen, dass auch Zeiten voller Fülle zu Ende gehen, aber sei offenen Herzens – das Leben ist ein Fluss, und du fließt in ihm mit. Alles kommt zurück!

Affirmation (3-mal):

Ich genieße die Fülle des Lebens (einatmen)
und lasse alles los, was dem entgegensteht (ausatmen).

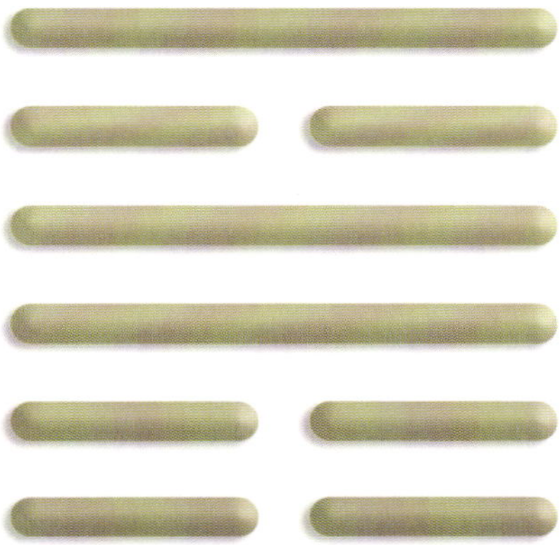

Zurückhaltung – lü

Position G5 – Hexagramm 56

Misch dich nicht in Dinge ein, deren tieferen Grund du nicht verstehst. Du bist eine Seele, die ihre Wanderung durch Zeit und Raum macht und manchmal stehen bleibt, um sich Situationen von außen anzusehen. Sich hier eine Meinung zu bilden, wäre nicht angemessen, denn du bist zu fremd, und das hier ist nicht deine Heimat. Halte Abstand und wisse, dass es manchmal besser ist, Beobachter in einiger Entfernung zu sein, sonst wirst du zu tief hineingezogen in den Strudel der Emotionen und Meinungen, die dir nicht förderlich sind. Zurückhaltung ist angesagt, so lange, bis du Klarheit hast oder diese Dinge nicht mehr wichtig sind. Gehe deinen Weg weiter.

Affirmation (3-mal):

Ich bewahre den nötigen Abstand und sehe klar (einatmen)
und lasse alles los, was dem entgegensteht (ausatmen).

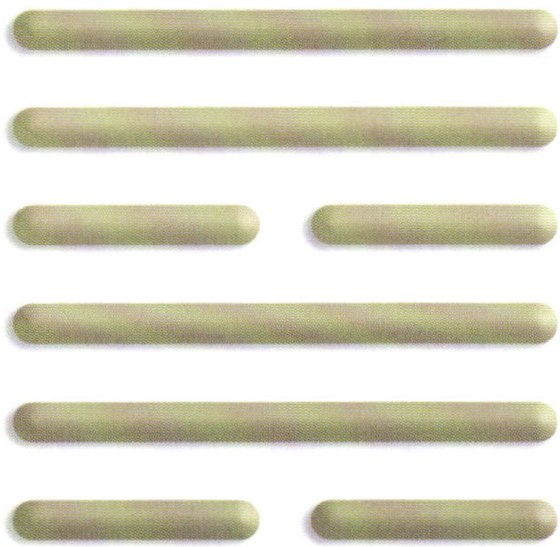

Sanftheit – xùn

Position E8 – Hexagramm 57

Steter Tropfen höhlt den Stein. Erinnere dich daran, dass es nicht die Überrumpelung ist, die dich voranbringt. Ein anschwellender Fluss, der die Emotionen durch Druck und Manipulation transportiert, würde das Gute nur unter sich begraben und alles bisher Erreichte wegschwemmen. Es ist der stete, milde Tropfen, der die Dinge in deinem Sinne verändern kann und dabei anderen nicht schadet. So besinn dich auf die milde, sanfte Seite in dir, und entscheide dich, sie jetzt etwas mehr hervortreten zu lassen. So können dich alle Beteiligten in einem anderen Licht sehen, und sie werden aufmerksam und offen darauf reagieren können.

Affirmation (3-mal):

Ich gehe meinen Weg sanft und mild (einatmen)
und lasse alles los, was dem entgegensteht (ausatmen).

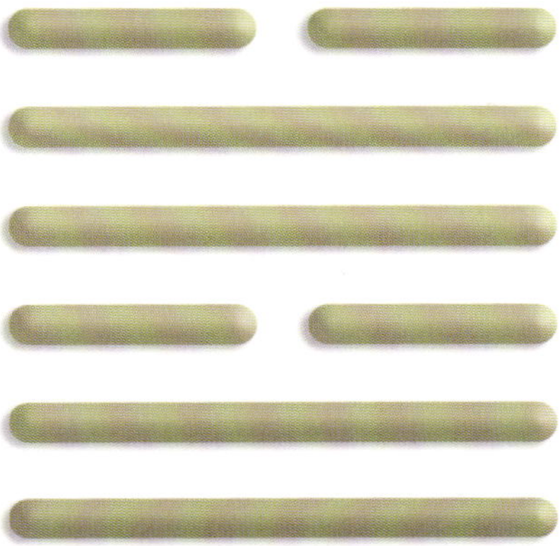

Heiterkeit – dùi

Position H5 – Hexagramm 58

Du hast dich in Oberflächlichkeiten oder nutzlosem Tun verloren, vielleicht, weil du durch deinen Alltag überfordert bist und nicht mehr weißt, wie du dich im Einklang mit deinem Körper, deiner Seele und deinem Geist entspannen kannst. Das Lachen mit anderen kommt nicht mehr aus deinem Herzen, es ist Ersatzbefriedigung – wie deine Gelüste auf Ablenkung und Begehrtsein. Das Heitere und Lockere findest du im Vogelgezwitscher, in der Natur und im Sonnenstrahl. Geh hinaus, atme die kühle reine Luft, geh auf einen Berg oder schwimme im klaren Wasser. So wirst du wieder gereinigt und siehst klar, welch leuchtendes Wesen du wirklich bist.

Affirmation (3-mal):

Ich lebe meine strahlende Essenz (einatmen)
und lasse alles los, was dem entgegensteht (ausatmen).

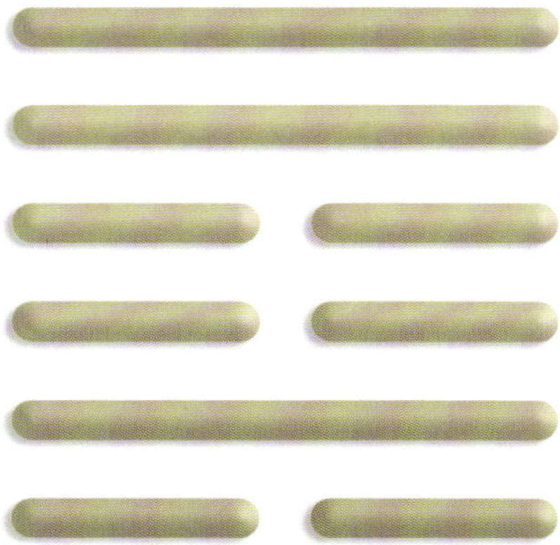

Auflösung – huàn

Position F6 – Hexagramm 59

Es ist Zeit, dass du deine innere Isolation und Erstarrung heilst und dich in die Gemeinschaft Gleichgesinnter begibst. Lass ab davon, alles allein machen zu wollen, weil du vielleicht glaubst, dann ginge alles schneller voran. Dadurch hast du dich in eine von dir und anderen abgetrennte Situation gebracht, die das fließende Element in dir und deine Beweglichkeit erschwert. Aus Starre wird aber Krankheit erzeugt. Andere Menschen können dir Anregungen, Spaß und Freude vermitteln und erstaunliche Erkenntnisse bringen. Vielleicht triffst du demnächst einen Menschen oder hast ihn vor Kurzem bereits getroffen, der dich überrascht hat und dessen Botschaft du jetzt erkennst.

Affirmation (3-mal):

Ich habe Freude an Kommunikation (einatmen)
und lasse alles los, was dem entgegensteht (ausatmen).

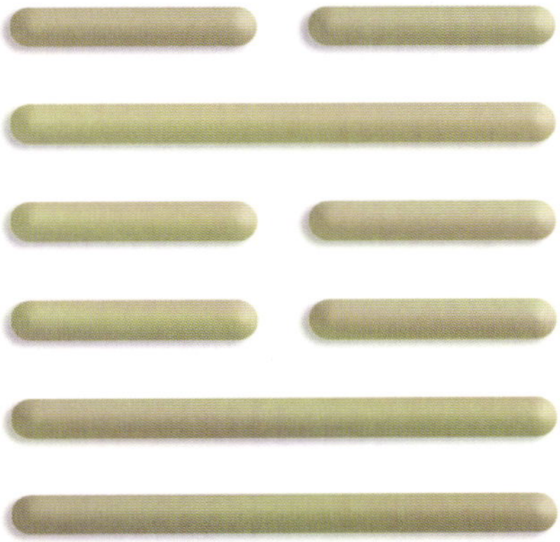

Beschränkung – jíe

Position G7 – Hexagramm 60

Die Natur kann nicht immer nur wachsen, sie hat auch eine Zeit des Rückzugs und der Mäßigung, damit neue Kraft für den inneren Samen übrig bleibt, der im Frühjahr reifen will. So bist du jetzt aufgefordert, zu überdenken, wo du vielleicht Grenzen verletzt hast, indem du zu viel verlangt hast und unmäßig warst. Vielleicht bist du auch über deine eigenen Grenzen hinweggegangen und dadurch jetzt erschöpft. Vielleicht hast du Partner oder Freunde überfordert, und diese haben sich zurückgezogen, weil sie etwas Schutz und Freiraum brauchen. Beschränke dich jetzt auf das Notwendige und finde die Essenz in dir.

Affirmation (3-mal):

Ich finde in der Stille die Essenz in mir (einatmen)
und lasse alles los, was dem entgegensteht (ausatmen).

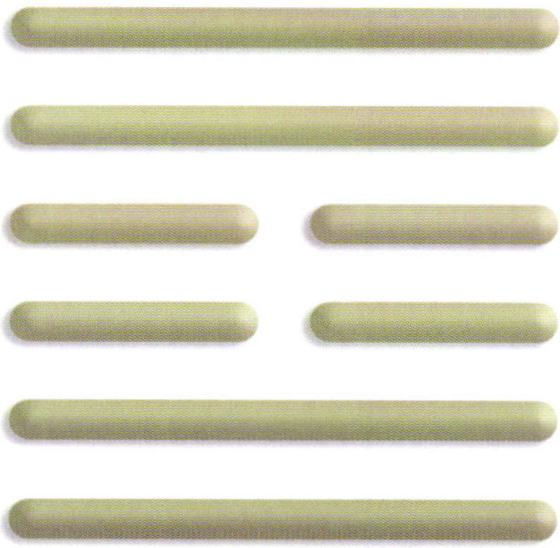

Wahrheit – zhōng fú

Position G6 – Hexagramm 61

Du erfährst im Augenblick viel Widerspenstigkeit im Leben, ob es von deinem Partner ausgeht, von Kindern oder Kollegen. Alles ist zäh und will nicht so recht vorangehen. Du möchtest gerne die Menschen, Ereignisse und Dinge um dich herum so beeinflussen, dass alles leichter geht. Aber was für dich leicht erscheint, ist für die Wesen, die dich umgeben, vielleicht nicht so stimmig wie für dich. Sie werden nicht durch Zwang und Druck mit dir mitgehen. Spür in deinem Inneren nach der Wahrheit, die dir den Schlüssel und die Verbindung zu Menschen und Situationen gibt, und nimm dann den neuen Schlüssel der Klarheit, um die Menschen besser verstehen zu können.

Affirmation (3-mal):

Ich befreie mich von allem Erwartungsdruck (einatmen)
und lasse alles los, was dem entgegensteht (ausatmen).

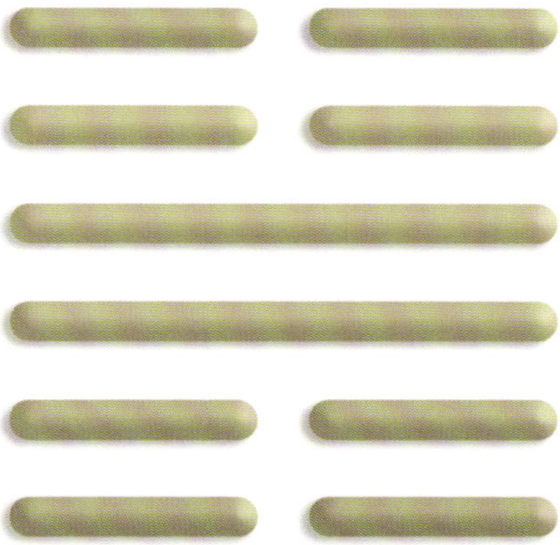

Bescheidenheit – xiăo gùo

Position F7 – Hexagramm 62

Es ist Zeit, dass du dich zurücknimmst oder vielleicht ganz zurückziehst, damit du nicht unter einer Last zusammenbrichst, die sich in letzter Zeit aufgetürmt hat. Die Balken biegen sich bereits, und es wird Zeit, Gewicht zu reduzieren. Überleg dir, was du abgeben kannst von deinen Aufgaben, deinen Projekten und deinen Plänen. Es ist keine Schwäche, unter Umständen einen Nachfolger oder einen Helfer zu suchen, an den du bestimmte Aufgaben abgibst. Aber kontrolliere ihn dann nicht ständig! Es wird leichter werden, wenn du Vertrauen hast und du im Wissen, dass für deine Dinge gut gesorgt ist, einen neuen Weg gehen kannst.

Affirmation (3-mal):

Ich gebe ab, und es wird leicht in mir (einatmen),

und ich lasse alles los, was dem entgegensteht (ausatmen).

Ausgleich – jì jì

Position A12 – Hexagramm 63

Vieles ist dir gelungen, und du bist auf der Höhe deines Erfolges. Du kannst ihn genießen. Du hast gelernt, Freude zu empfinden. Aber du kennst auch die Gesetze des polaren Lebens hier auf der Erde, und du weißt, dass die Welle des Lebens dich eine Zeit lang nach oben trägt und dann wieder nach unten. Du bist jetzt aufgefordert, deine persönliche Schwingung zu erhöhen, indem du übst, dich nicht schlechter zu fühlen, auch wenn der Erfolg ausbleibt. Versuche den Dingen und Geschehnissen gegenüber gleichmütig zu sein. Alles, was gut ist, hat auch eine dunkle Seite, und alles, was dunkel ist, hat auch eine helle Seite. Es ist nur eine Frage der Perspektive.

Affirmation (3-mal):

Ich finde immer die richtige Perspektive (einatmen)
und lasse alles los, was dem entgegensteht (ausatmen).

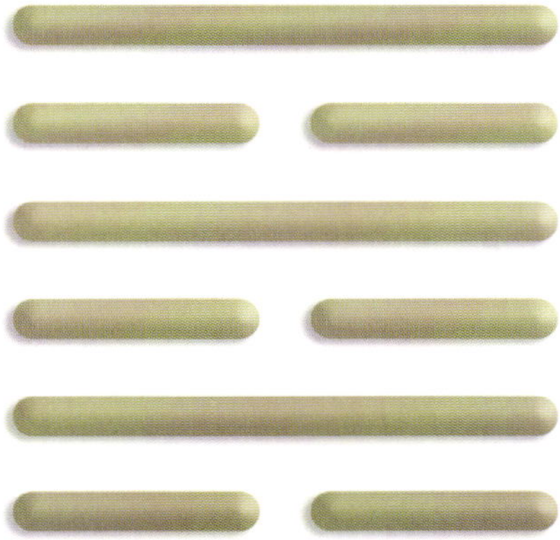

Übergang – wèi jì

Position L1 – Hexagramm 64

Du hast Großes geschafft, du warst bei vielen Aktionen dabei, und deine Seele ist weit vorangeschritten auf dem Weg der spirituellen Erkenntnis. Zwar fühlst du dich noch nicht erleuchtet, das hattest du dir anders vorgestellt, aber du weißt, es ist alles richtig, und du weißt, dass du die Wissbegierigkeit deines beschränkten Verstandes nicht unbedingt befriedigen musst. Die Dinge sind eben so, wie sie sind. Mit deinem Herzen kannst du spüren, dass du Teil des großen Schöpfungsplanes bist und dass du Ja gesagt hast zu deinem Platz hier auf der Erde und zu deiner Verantwortung und deinen Aufgaben im kosmischen Plan. So steh einfach hier und leuchte.

Affirmation (3-mal):

Ich freue mich über mich selbst (einatmen)
und lasse alles los, was dem entgegensteht (ausatmen).

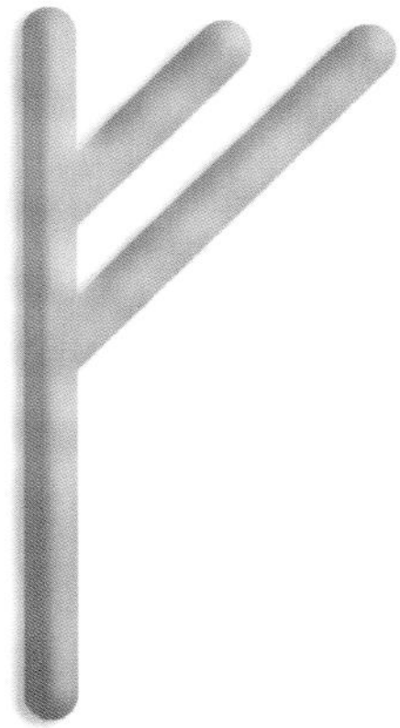

Segensfülle – Fe

Position B10

Das reiche Füllhorn der Schöpfung schüttet jetzt seine Gaben über dir aus. Du bist angebunden an den großen Segen dieser Welt, der spürbar wird, wenn du zu große Hoffnungen und Bindungen an deine konkreten Vorstellungen, wie etwas zu sein hätte, loslässt. Aller bewegliche Besitz, aller Reichtum und alles Geld sind im Grunde nur Leihgaben, die du genießen kannst, solange sie da sind. Fruchtbarkeit des Lebens und glückliche Umstände geschehen dir aber, wenn du teilen kannst. Überfluss, gute Energien, sozialer und spiritueller Erfolg begleiten dich. Habe Mut und vertraue deinem goldenen Herzen.

Affirmation (3-mal):

Ich vertraue darauf, dass es die Welt gut mit mir meint (einatmen)
und lasse alles los, was dem entgegensteht (ausatmen).

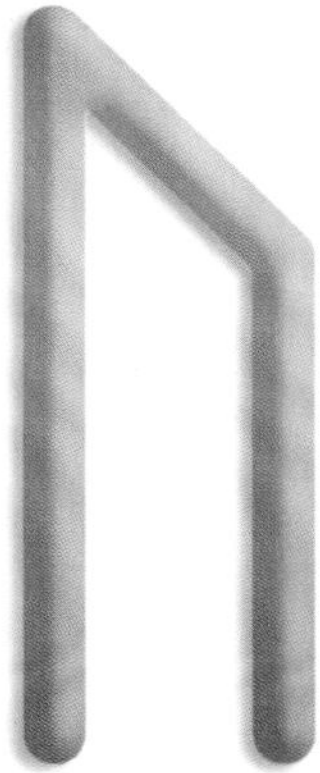

Urkraft – Ur

Position C5

Nimm Verbindung mit der Mutter Erde auf, aus der deine Ursprungskraft, deine weibliche oder männliche Energie, deine Kraft, gute Gesundheit und Lebensenergie stammt. Danke dem Boden, auf dem du stehst für die Nahrung und den Halt, den du jeden Tag so selbstverständlich nimmst. Spüre wieder deine Verwurzelung als Mensch auf dieser Erde und erwecke deine Selbstbestimmung, den Mut und die Tatkraft, die du jetzt brauchst, um dein Leben in sichere Bahnen zu lenken. Die Rune Ur kann Veränderungen ankündigen, aber mit deiner neu erweckten Schöpferkraft hast du Kraft für einen Neuanfang und die nötige Willensstärke.

Affirmation (3-mal):

Ich finde Stärke, Vertrauen und Kraft in mir (einatmen)
und lasse alles los, was dem entgegensteht (ausatmen).

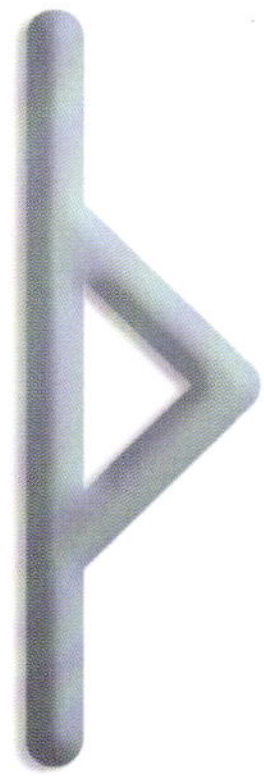

Transformation – Thurs

Position C7

Große Veränderungen kündigen sich an, und du spürst dies vielleicht sogar als Angriffe im Alltag, im Beruf oder in der Partnerschaft. Stärke deine Konfliktbereitschaft in positivem Sinne, indem du dich auf die unzerstörbare Kraft in deinem Inneren besinnst und darauf, wer du in Wirklichkeit bist: ein unzerstörbares göttliches Wesen. Überwinde Hindernisse, indem du notwendige körperliche und energetische Reinigungen ohne Kompromisse und regelmäßig vollziehst. Thurs verhilft dir zu notwendigem Schutz vor Manipulationen und zu mehr Selbstbewusstsein. Die stoffliche Welt hat keine Macht mehr über dich!

Affirmation (3-mal):

Ich lebe meine ganze Macht in vollem Selbstbewusstsein (einatmen)
und lasse alles los, was dem entgegensteht (ausatmen).

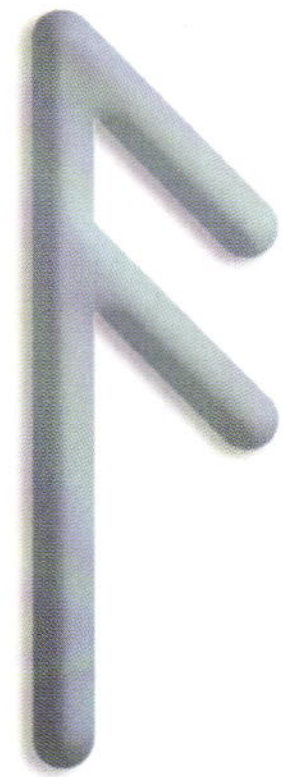

Höchste – As

Position K3

Dein göttlicher Ursprung möchte jetzt aktiviert und gelebt werden. Alle Kanäle der Weisheit, der schöpferischen Eingebung und der höheren Einsicht sind weit geöffnet für dich. Eine gute Zeit für Inspiration und Enthusiasmus, Mut zu Neuem und Visionen. Öffne dein Herz ganz weit für die Antworten des Universums auf deine Fragen, du bekommst jetzt die Antworten, die du für deine nächsten Projekte benötigst. Die Rune As öffnet den Weg für das Göttliche in dir selbst, wo du letztendlich deinen Seelenweg findest. Die Botschaften werden eine klare Sprache sprechen, und du kannst die Inspirationen getrost annehmen. Sie stammen aus der höchsten Quelle.

Affirmation (3-mal):

Ich aktiviere und lebe die Göttlichkeit in mir (einatmen)
und lasse alles los, was dem entgegensteht (ausatmen).

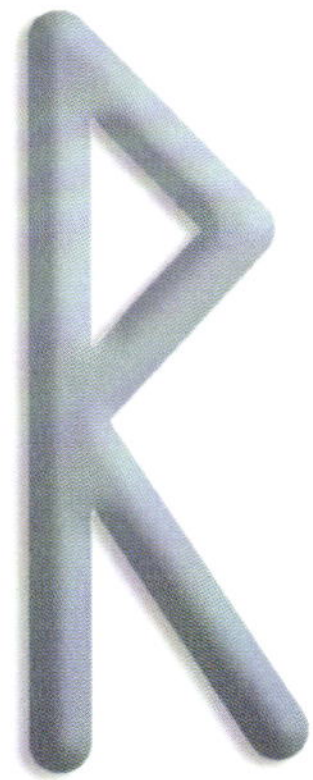

Kosmische Ordnung – Reid

Position C9

Du bist viel unterwegs gewesen, hast viele Eindrücke gewonnen und hast deine Reise vielleicht so schnell unternommen, dass du die Eindrücke, die du gewonnen hast, noch gar nicht verarbeiten konntest. So liegen sie nun schwer im Magen deines Bewusstseins. Es ist nun Zeit, innezuhalten und dein Tempo zu verlangsamen und dir auch Fragen zu stellen: Bin ich auf der Flucht vor mir selbst? Alle Bewegung muss auch einmal ihr Ende haben. Mit dem Tod beginnt eine andere Reise. So ruhe dich jetzt aus, finde Frieden und beobachte, was geschieht. Das Rad des Lebens dreht sich auch in der Stille weiter.

Affirmation (3-mal):

Ich akzeptiere Werden und Vergehen in mir und in der Welt (einatmen) und lasse alles los, was dem entgegensteht (ausatmen).

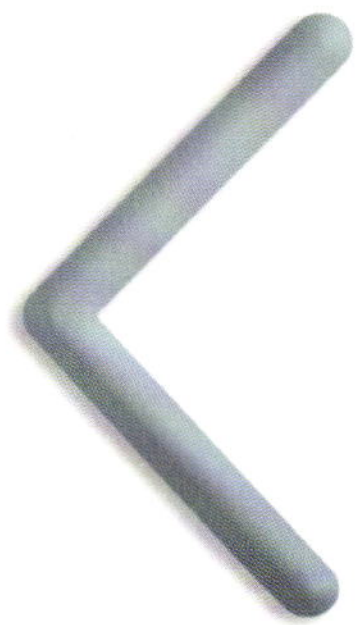

Willenskraft – Kaun

Position J4

Die Rune Kaun verbindet dich mit dem uralten Wissen und der Weisheit der Mutter Erde. Einem Wissen, das sich aus dem feurigen Kern des Innersten der Erde nährt. Diese Energie ist stark und unbändig, und sie gibt dir eine Willenskraft, die weiblich-ursprünglich ist. Wenn du bis jetzt geglaubt hast, dass Weiblichkeit Kraftlosigkeit bedeutet, dann belehrt dich diese Runenkraft eines Besseren. Sie ist wie eine Fackel, die dich der Erkenntnis öffnet, dass Begeisterung, Liebeslust, Kreativität und Leidenschaft die Flamme ist, die dich jetzt voranbringt. Sie verbrennt alles, was Illusion, Unwahrheit und Manipulation ist, und verbindet dich mit der großen Göttin.

Affirmation (3-mal):

Ich aktiviere die Willenskraft der Göttin in mir (einatmen)
und lasse alles los, was dem entgegensteht (ausatmen).

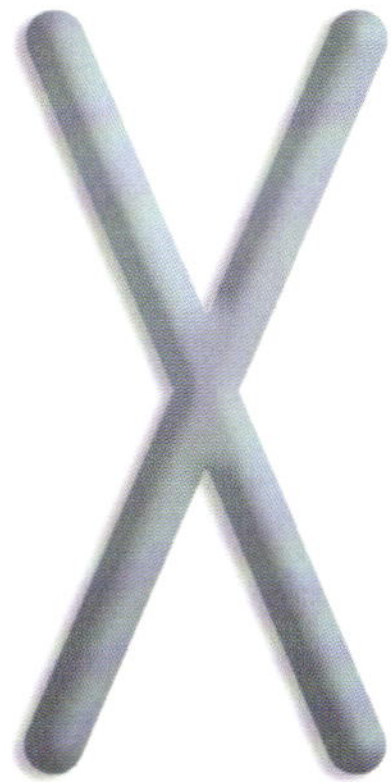

Großzügigkeit – Gebo

Position B9

Öffne dein Herz und deinen Geist für das Geben, denn auf diese Weise verbindest du dich mit dem großen Fluss der Gaben des Universums. Gerade wenn du ein Mangelempfinden hast und die Dinge nicht so laufen, wie du es dir vorstellst, ist dies ein äußerst fruchtbares Rezept! Nur über das Geben – ohne Gegenleistungen zu erwarten – bringst du das Feld der Fülle in Bewegung, sodass auch zu dir wieder genügend materielles und immaterielles Gut kommen kann. Das beflügelt deine Partnerschaft, bringt dir einen neuen Gefährten oder Freunde oder einfach einen fruchtbaren Austausch im Rahmen einer liebevolleren Kommunikation. Sei offen und genieße es!

Affirmation (3-mal):

Ich bin im Einklang mit dem Fluss von Geben und Nehmen (einatmen)
und lasse alles los, was dem entgegensteht (ausatmen).

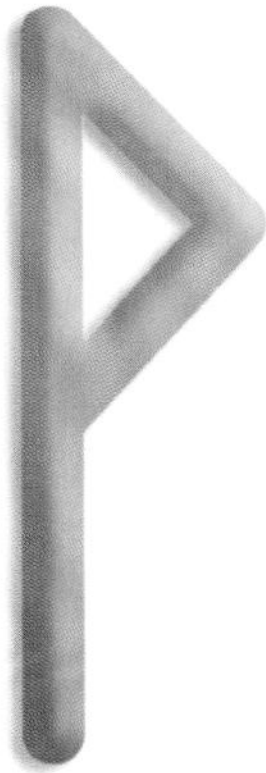

Wonne – Wynn

Position C4

Du hast dir deinen Erfolg verdient, denn du hast wahrlich einen guten Samen ausgebracht und diesen wohlgenährt, sodass eine reiche Ernte ansteht. Nun, in diesem Augenblick, steht nur das Eine an: dich daran zu erfreuen! Nimm dir dafür genügend Zeit. Genieße alle schönen Aspekte des Gewonnenen. Vergnügen, Frohsinn, Freude, Harmonie, Glück, Humor und Lachen ... daran möchte dich Wynn erinnern. So schiebe deine Sorgen zur Seite, sie befinden sich nur in deinem Kopf. Dein Herz hat jetzt anderes zu tun! Je mehr du dich an das Lachen erinnerst und es einfach öfter ausprobierst, desto weniger wirst du es künftig missen.

Affirmation (3-mal):

Ich begrüße das Heitere in mir und lasse es aufleben (einatmen)
und lasse alles los, was dem entgegensteht (ausatmen).

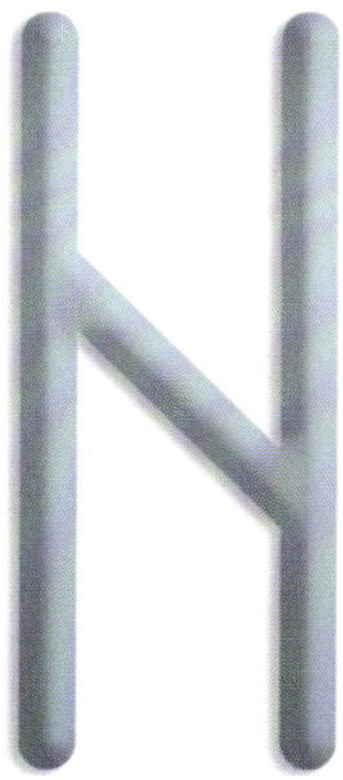

Herausforderung – Hagal

Position B8

Eine Klärung und notwendige Veränderung steht an. Das mag im Augenblick recht drastisch erscheinen, aber du wirst den Mut finden, ein Gleichgewicht der Kräfte wiederherzustellen. Nicht alles, was du weggeben musst, bedeutet Verlust. Manchmal zerstören äußere oder innere Naturgewalten etwas, das schon länger marode oder krank war und erzeugen erst einmal ein vorübergehendes Chaos. Auch das Unbewusste mag aus dir hervorbrechen, um nach Heilung zu verlangen. Versuch und Irrtum sind ein Spiel, so lass jetzt übermäßige Kontrolle los und begib dich in die Mitte des Flusses. Er wird dich an das sichere Ufer des unendlichen Universums tragen!

Affirmation (3-mal):

Ich nehme Herausforderungen an und habe die Kraft zur Veränderung (einatmen) und lasse alles los, was dem entgegensteht (ausatmen).

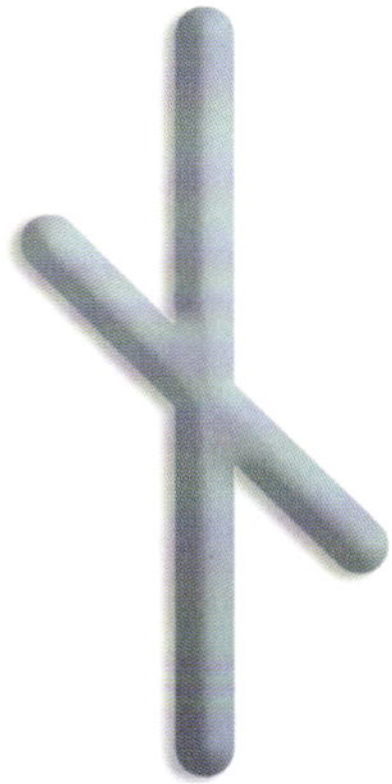

Überwindung – Naud

Position J7

Manchmal kostet es Überwindung, das Schicksal so anzunehmen, wie es ist. Doch äußerer oder innerer Widerstand kann ungeahnte Kräfte in dir freisetzen, das ist das Geschenk! Du kannst jetzt aus der Not eine Tugend machen, indem du erkennst, dass du durch all die Reibungen eine große Kraft und Energie entwickeln kannst, was letztlich zur glücklichen Überwindung der Hindernisse führt. Von da an weißt du, wie es geht! Die Naud-Rune verleiht dir eine große magische Kraft, jenseits der willentlichen Anstrengung. Dadurch steht dir letztendlich ein großes Reservoir und Potenzial an Weisheit zur Verfügung, das jegliche Schwächen in Stärken transformieren kann.

Affirmation (3-mal):

Ich überwinde Hindernisse und nutze die Chancen (einatmen)
und lasse alles los, was dem entgegensteht (ausatmen).

Konzentration – Is

Position B4

Jetzt ist der Moment, in dem du alle deine Seelenanteile, die noch in anderen Zeiten oder Dimensionen unterwegs sind, zu dir zurückrufst, damit du wieder ganz wirst. Dein freier menschlicher Wille, in den nicht einmal Gott eingreift, darf das jetzt tun, denn es ist dein Ursprungsrecht, dass deine Seele vollständig ist. Gehe in die Stille, konzentriere dich auf deinen Ursprung, komm zur Ruhe. Verstehe, dass Abwarten nicht Stillstand bedeutet, sondern dass es manchmal gut und sogar notwendig ist, sich nur um sich selbst zu drehen wie die Erde um ihre eigene Achse. Konzentration und Klarheit werden sich bei dir einfinden.

Affirmation (3-mal):

Ich finde meine innere Mitte und bin ganz bei mir (einatmen)
und lasse alles los, was dem entgegensteht (ausatmen).

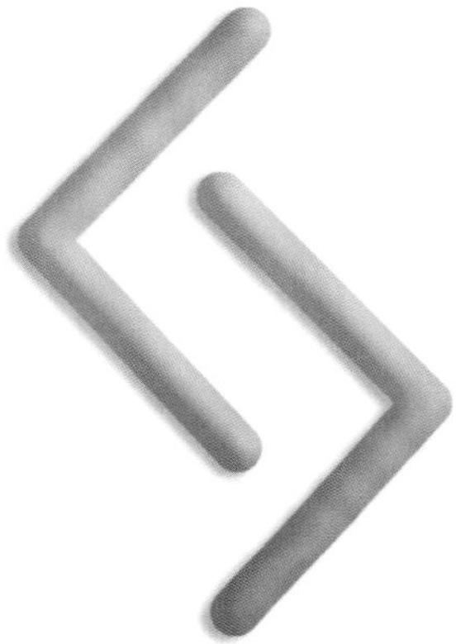

Rhythmus – Jara

Position B3

Du darfst jetzt die Früchte deiner Anstrengungen und deiner Pflege ernten, denn es ist die Zeit der Reife und der Ernte. Das Warten hat ein Ende. Alles, was Belohnungen bringt, erinnert dich an Themen der Harmonie und des Friedens, mit dir selbst, mit Menschen und Situationen. Die Erde ist fruchtbar, so wie du. Sie unterliegt aber auch dem Gesetz des Rhythmischen, das heißt, dass nach jeder Zeit der Reife und Fülle die Zeit des Niedergangs folgen muss. Das ist ein Gesetz des Universums. Gehe jetzt in Einklang mit diesem Prinzip, dann geht es dir jederzeit gut – mit dem Licht ebenso wie mit der Dunkelheit, denn du weißt und kannst akzeptieren, dass es einfach so ist!

Affirmation (3-mal):

Ich fließe mit dem Leben mit (einatmen)
und lasse alles los, was dem entgegensteht (ausatmen).

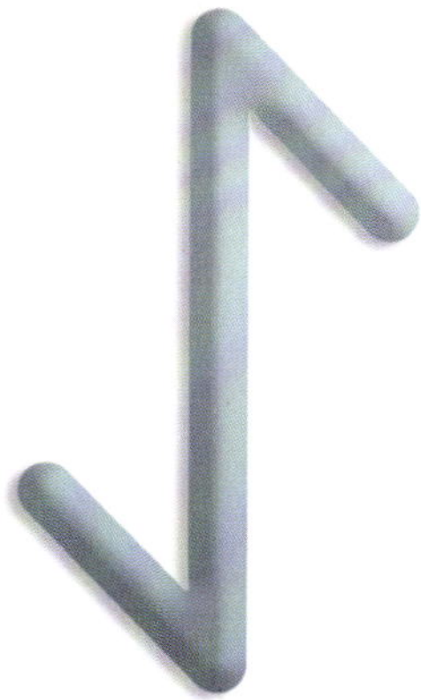

Einweihung – Eihwaz

Position K9

Du wirst zu einer Phase der Einweihung in deinem Leben geführt – oder du befindest dich schon mittendrin. Die Rune Eihwaz verbindet dich mit der Kraft des universellen Lebensbaumes, der dir in seinem Schutze die Verbindung mit Himmel und Erde geben kann. Es kann aber auch sein, dass du eine Grenzerfahrung zwischen Leben und Tod machst, damit du daraus gestärkt und sogar wie neugeboren hervorgehen kannst. Vertraue dem großen Geheimnis des Lebens und der Erkenntnis, dass aus gründlicher Zerstörung oft große Widerstandskraft, Ausdauer und Klarheit erwachsen kann. Du weißt um den Zauber des großen Zyklus von Tod und Wiedergeburt.

Affirmation (3-mal):

Ich betrete mein heiliges Zentrum und bin ganz bei mir (einatmen)
und lasse alles los, was dem entgegensteht (ausatmen).

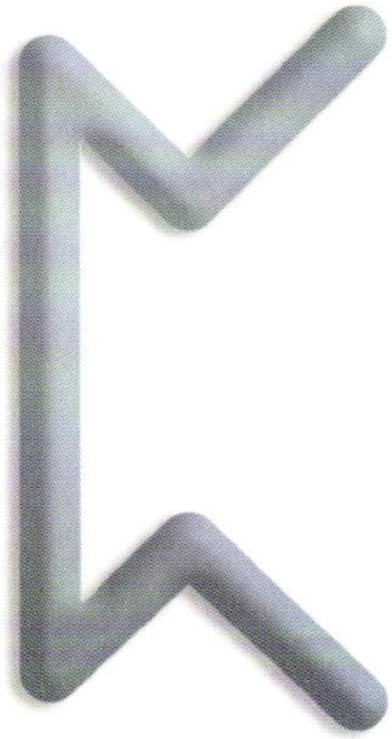

Das Leben – Pertra

Position J9

Das Geheimnis des Lebens entsteht in der Dunkelheit, im Leib der Mutter Erde. So warst du neun Monate lang im Bauch deiner Mutter geborgen und hattest keine Angst vor der Dunkelheit und keine Sehnsucht nach dem Licht. Am Ende des Lebens wird dich die große Erdengöttin wieder in ihren dunklen liebevollen Leib aufnehmen. Pertra ist urweiblich und erinnert dich daran, dass dich das Dunkle nährt und dass du deine Angst davor jetzt endgültig loslassen darfst. Aus deinem inneren dunklen Urgrund dürfen jetzt Fruchtbarkeit, Sinnlichkeit, Geborgenheit und ein sorgloser Alltag voller Vertrauen entstehen.

Affirmation (3-mal):

Ich aktiviere Göttin Erde in mir (einatmen)
und lasse alles los, was dem entgegensteht (ausatmen).

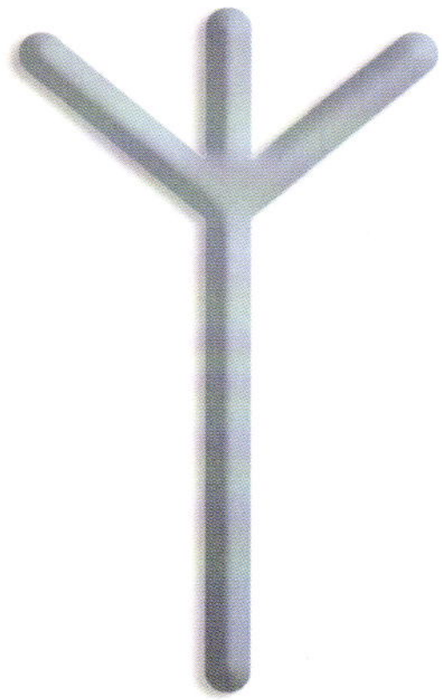

Schutz – Algiz

Position K8

Wenn du dich im Augenblick ungeschützt oder angegriffen fühlst, dann geht es darum, die polaren Kräfte der Realität zu verstehen. Es gibt keine Feinde im Außen und nicht das Böse schlechthin. Glück und Lebenskraft entstehen durch dein Erwachen auf einer höheren Ebene, die um die Dualität des Lebens weiß, auch in dir selbst. Algiz weist dir den richtigen Weg, um Missverständnisse und Rivalitäten auszuräumen. Du kannst jetzt deinen natürlichen Instinkten vertrauen und ihnen auch folgen. Das ist der beste Schutz für dich. Die Hilfe von höheren Ebenen ist dir gewiss, und du hast keine Mühe mehr, die richtige Entscheidung zu treffen und dauerhaften Erfolg zu haben.

Affirmation (3-mal):

Ich akzeptiere und liebe die polaren Kräfte in mir (einatmen)
und lasse alles los, was dem entgegensteht (ausatmen).

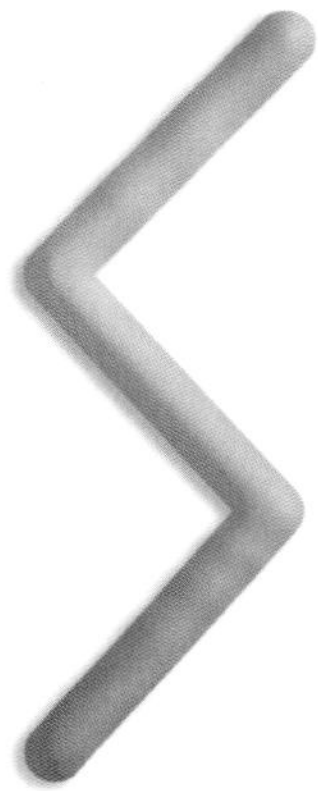

Universelle Lebenskraft – Sowilo

Position C8

Die Kraft der Sonne und der universellen Lebenskraft hält jetzt Einzug in dein Leben. Dies kann auch wie ein Blitz geschehen, also keineswegs sanft. Mit ganzem Willen und Tatkraft kannst du voranschreiten, um deine Ziele zu verwirklichen. Diese erstrahlen jetzt klar vor deinen Augen und alles, was unwichtig ist und die Sache vernebelt hatte, löst sich durch die Strahlen deiner inneren Sonne vollständig auf. Sowilo erweckt die universell befruchtende, elementare Kraft in dir. Nutze diese neu erwachte Lebenskraft, um dein Leben jetzt zu ändern und deine klar auf der Hand liegenden Ziele zu erreichen: Kreativität, Klarheit und Liebeskraft. Dies ist die beste Zeit dafür!

Affirmation (3-mal):

Ich habe einen sonnenklaren, wachen Verstand (einatmen)
und lasse alles los, was dem entgegensteht (ausatmen).

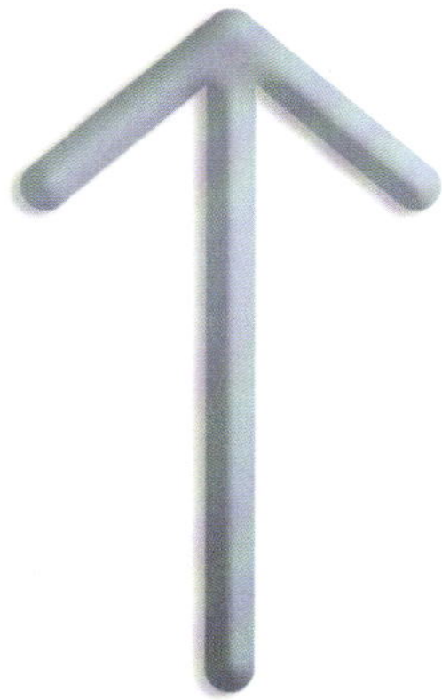

Entschlossenheit – Tyr

Position C6

Wenn du dich fühlst wie ein Kämpfer für die Gerechtigkeit, der gegen Windmühlenflügel kämpft, oder deine Hoffnung schwindet, dass die Welt noch zu retten ist, dann lasse jetzt los und ruhe dich aus. Du musst nicht das Leid der Welt auf dich nehmen, das geht über deine Kräfte. Erinnere dich an deine Verbindung mit dem Himmel und mit allem, was existiert. Alles ist ein Teil von dir. So kämpfe nicht länger gegen Lebensaspekte in dir selbst. Tyr stärkt deine objektive Urteilskraft und lässt dein Vorgehen in bestimmten Dingen methodischer werden. Werde dir vor allem selbst gerecht, indem du deine eigene Wahrhaftigkeit lebst und auch in kleinen Dingen aufrichtig bist.

Affirmation (3-mal):

Ich lebe wahrhaftig und aufrichtig (einatmen)
und lasse alles los, was dem entgegensteht (ausatmen).

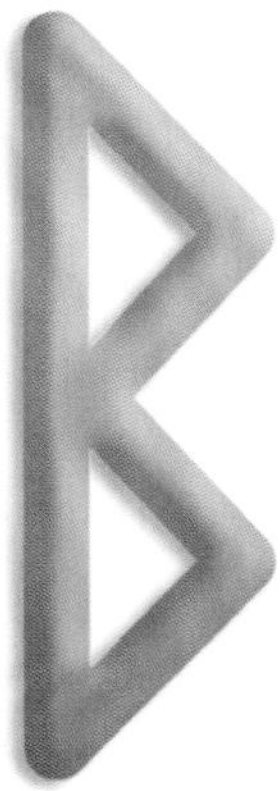

Große Mutter – Berkana

Position K4

Im Augenblick wirst du mehr Erfolg und Lebensgenuss finden, wenn du den weiblichen Weg einschlägst. Verwirkliche deine Ideen mit mehr Geduld, empfange offenen Herzens und gebe dich Inspirationen hin, anstatt zu aktiv voranzuschreiten. Die Berkana-Rune ist die Rune der Frigg, der fraulichen Seite in uns. Für dich ist jetzt die Geborgenheit eines Zuhauses wichtig und ein langsameres Wachstum, als du es vielleicht gewohnt bist. Gib dir selbst die Erholung, die du brauchst. Es geht um Regeneration und tiefe Erneuerung für die nächsten Herausforderungen. Berkana lässt dich teilhaben an der Kraft deiner irdischen Mutter und der großen Mutter Erde.

Affirmation (3-mal):

Ich verbinde mich mit meinem Herzen und atme Geborgenheit (einatmen) und lasse alles los, was dem entgegensteht (ausatmen).

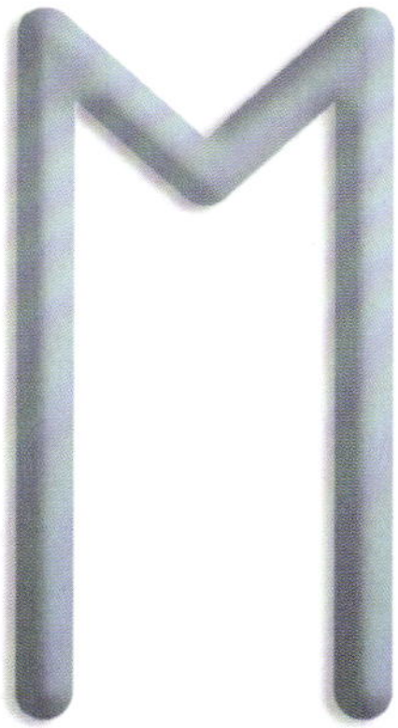

Verbindung – Ehwaz

Position K10

Weil du ein Teil des irdischen und kosmischen Gefüges bist, können Alleingänge in deinem Leben niemals zu wirklichen Erfolgen führen. Du bist ein großartiges Zusammenwirken kleiner und großer Teilchen und Energien. Wenn sich etwas abspaltet, entstehen Probleme und Krankheiten. Es bedarf jetzt mehr der Zusammenarbeit mit anderen, der Treue und Loyalität in deinem Leben. Mache den ersten Schritt und isoliere dich nicht, das ist viel zu anstrengend und weder gewinnbringend für dich noch für deine Partner, Freunde oder Familie. Ehwaz schenkt dir Harmonie und das Vertrauen, dich für eine fruchtbare Zusammenarbeit oder Partnerschaft zu öffnen.

Affirmation (3-mal):

Ich bin ein Teil des Ganzen und das Ganze selbst (einatmen)
und lasse alles los, was dem entgegensteht (ausatmen).

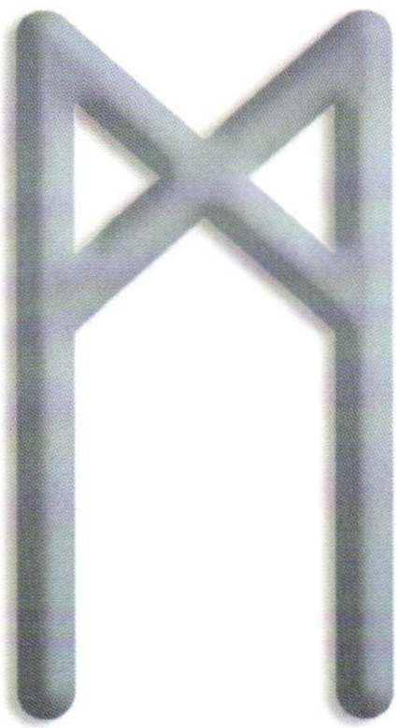

Selbsterkenntnis – Mannaz

Position J6

Ein Feld der göttlichen Bewusstheit manifestiert sich um dich herum und in dir. Du erkennst, dass du Mensch geworden bist, um Menschlichkeit zu leben und deinen Teil zu einer liebevollen sozialen Ordnung beizutragen. Es kann sein, dass du jetzt vermehrt Menschen triffst, die zu deiner eigentlichen Seelenfamilie gehören. Sie können dir neue Erkenntnisse bringen. Achte jetzt vermehrt auf bewusste Reflexion dessen, was dir geschieht. Du erzeugt es selbst mit deinen Gedanken und Gefühlen. Psychische und körperliche Hygiene, zum Beispiel durch Meditation oder gutes Essen, ist jetzt dringend geraten. Lebe jeden Tag in dieser göttlichen Bewusstheit.

Affirmation (3-mal):

Ich bin vollkommen und göttlich (einatmen)
und lasse alles los, was dem entgegensteht (ausatmen).

Fließen – Laguz

Position J5

Die Wasserwesen dieser Welt rauschen an dein Herz und möchten sich liebend gerne mit deinem Körper- und Lebenswasser verbinden. Laguz erinnert daran, dass wir zum größten Teil aus Wasser bestehen und die Tränen, die du jetzt vielleicht weinen musst, rinnen in den großen Ozean des Lebens. Sorge dafür, dass du dich gut reinigst und nimm neue Lebenskraft und Vitalität in dir auf. Besuche Pflanzen am Bach und lasse Erneuerung und Heilung geschehen. Besuche die tiefen Wasser in dir und spüle alte Emotionen einfach fort. So wird deine Intuition frei und klar. Ebbe und Flut sind in deiner wiegenden Hand und du im großen Strom des Lebens.

Affirmation (3-mal):

Ich fließe mit dem Leben mit (einatmen)
und lasse alles los, was dem entgegensteht (ausatmen).

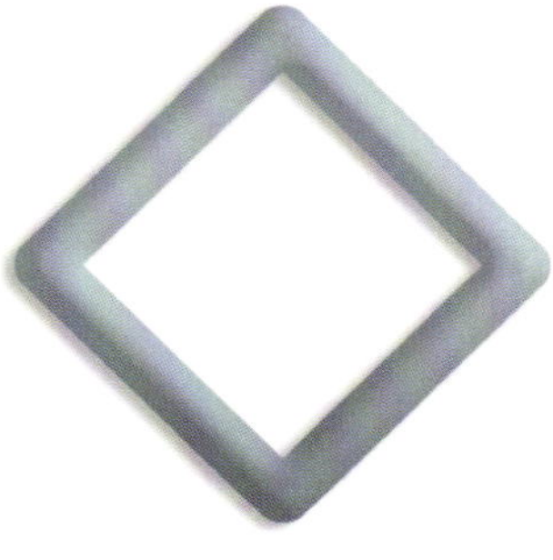

Schöpferische Kraft – Ingwaz

Position B5

Aktivitäten im Außen bringen dich jetzt nicht weiter. Finde deine ursprüngliche Kraft wieder, bevor du den nächsten Schritt tust. Sie ist in deinem Inneren verborgen und möchte, dass du jetzt dorthin zurückkehrst, um dich auszuruhen. Etwas muss noch in der Ruhe und Zurückgezogenheit reifen, damit es dann, wenn du hinausgehst, voll erblühen kann. Das Ergebnis wird dich erfreuen! Ingwaz bringt dir eine konstruktive Ruhepause. Spüre die Fürsorge, die du dir selbst geben kannst, dann findest du sie auch im Außen bei Freunden und Familienmitgliedern. Alte Ängste lösen sich von selbst auf, und dein neuer Weg wird ein sicherer sein. Atme auf!

Affirmation (3-mal):

Ich finde meine schöpferische Kraft in meinem stillen Inneren (einatmen) und lasse alles los, was dem entgegensteht (ausatmen).

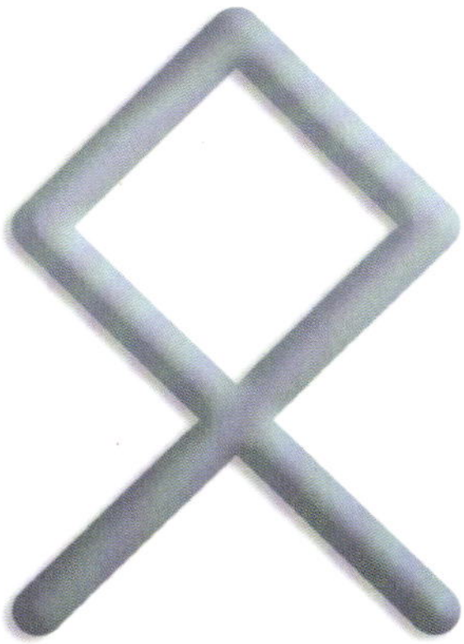

Gemeinschaft – Othala

Position J8

Die Kraft deiner Vorfahren und des Bodens, auf dem du wandelst, bietet dir die Sicherheit und die Geborgenheit, die du jetzt brauchst. Du musst das Rad nicht neu erfinden. Greife einfach auf all das Wissen zurück, das deine Ahnen und die Erde dir überbringen möchten. So vermehrst du deinen materiellen und geistigen Besitz und du verstehst, dass Wohlstand bedeutet, mit einer liebevollen Gemeinschaft verbunden zu sein. Vererbe auch du dein Wissen an andere Menschen, indem du mit ihnen teilst: Gehe hinaus in den Wald und ehre bewusst die Erde als große Mutter, die uns ihre Liebe und Nahrung stets weiter vererbt, denn all das ist auch dein Besitz.

Affirmation (3-mal):

Ich ehre die Kraft der Heimat in mir (einatmen)

und lasse alles los, was dem entgegensteht (ausatmen).

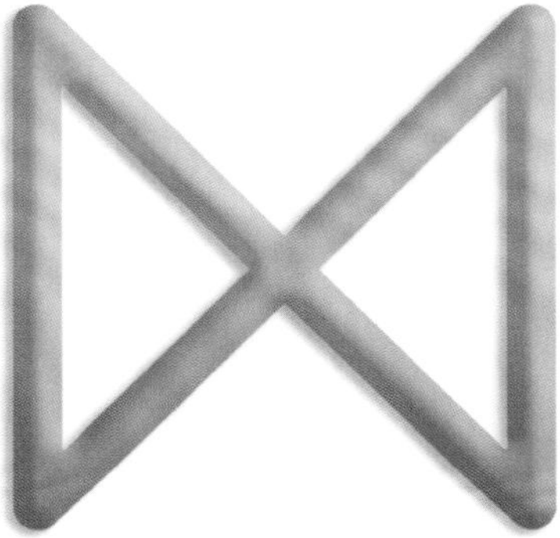

Neubeginn – Dagaz

Position K5

Nach langer Anstrengung schaffst du jetzt den Durchbruch. Es wird Tag, und das Licht entsteht neu. Du hast die Dunkelheit durchwandert, weil es Zeit war, dies zu tun. Jetzt siehst du die Morgendämmerung und die Schönheit des neuen Tages vor dir. Eine lichtvolle Zeit beginnt für dich, denn du bist erwacht im ganzheitlichen Sinne. Du hast eine mystische Erkenntnis gewonnen auf deiner langen Reise und kannst sie jetzt verwirklichen. Die Kraft der Schöpfung pulsiert in dir. Du kannst die Welt verändern – auf eine schöne friedvolle Art und Weise –, so wie du auch dich selbst verändert hast, hin zu Klarheit, Ausgewogenheit, Leichtigkeit, hin zu Mut und Fröhlichkeit.

Affirmation (3-mal):

Ich lasse das Leben in mir pulsieren (einatmen)
und lasse alles los, was dem entgegensteht (ausatmen).

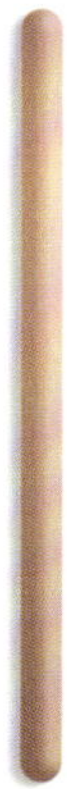

Geradlinigkeit – 1 Strich

Position D5

Welchen Weg gehst du im Augenblick? Ist er kurvig, geradlinig, oder begleiten dich viele Hindernisse? Ein Strich zeigt dir die kürzeste und einfachste Wegstrecke an, um dein Ziel zu erreichen. Dabei ist jetzt die Einfachheit im Denken und Fühlen dein Wegbegleiter. Denke nicht mehr so kompliziert, entrümple gedanklichen und seelischen Müll, und werde im Alltag geradliniger. Ein einzelner Strich dient auch zur Narbenentstörung, indem du ihn quer über die Narbe malst oder ihn in die Narbe hineindenkst, auch in energetische Narben im Herzen. Wenn du dieses Symbol gewählt hast, solltest du dich mit dem Thema Geradlinigkeit beschäftigen.

Affirmation (3-mal):

Ich nehme den einfachen Weg (einatmen)
und lasse alles los, was dem entgegensteht (ausatmen).

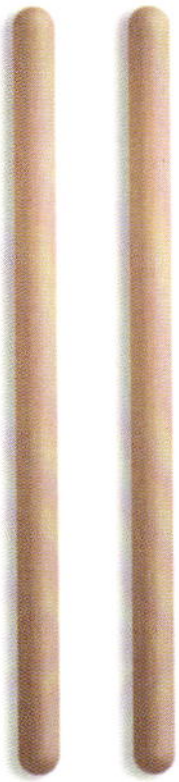

Dualität – 2 parallele Striche

Position 18

Annehmen und Integrieren, das sind die beiden Hauptbotschaften, die dir „2 parallele Striche“ zeigen wollen. Es geht jetzt in deinem Leben um die Integration von Gegensätzen, denn die 2 repräsentiert die Dualität der Welt, das Männliche und das Weibliche. Worüber bist du im Zweifel oder im Zwist? Reflektiere darüber, dass in der Dualität das eine bereits im anderen enthalten ist. Vermeide es, das Dunkle, Unbewusste ausmerzen zu wollen, denn nur aus dem Dunkel heraus kannst du das Licht erkennen, das dir jetzt den Weg leitet. Lasse alle Bewertungen los und integriere die Gegensätze in dir und im Außen in Frieden. Genieße die „Zweisamkeit“ in all ihren Aspekten.

Affirmation (3-mal):

Ich liebe meine dunklen und hellen Seiten (einatmen)
und lasse alles los, was dem entgegensteht (ausatmen).

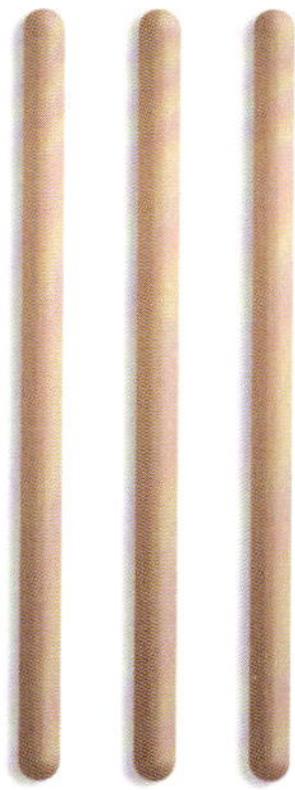

Mitte – 3 parallele Striche

Position 15

Das Pendel des Lebens schwingt von einer Seite auf die andere, solange wir leben. Wenn du deine Aufmerksamkeit nur auf die linke oder rechte Seite legst, wirst du niemals wissen, wofür du dich entscheiden sollst. Unentschlossenheit ist jetzt dein Thema. Halte für einen Augenblick inne und werde gewahr, dass das Pendel bei seiner Hin-und-Her-Bewegung jedes mal die Mitte durchquert. Und hier liegt die Lösung. Indem du die Aufmerksamkeit auf die Mitte lenkst, findet du den Ausgleich, die Harmonie und die Lösung, die beiden Seiten gerecht wird. Meditiere eine Weile darüber. Alle guten Dinge sind drei – und diese Erkenntnis bringt dir ungeahnte Möglichkeiten!

Affirmation (3-mal):

Ich öffne mich für neue Möglichkeiten (einatmen)
und lasse alles los, was dem entgegensteht (ausatmen).

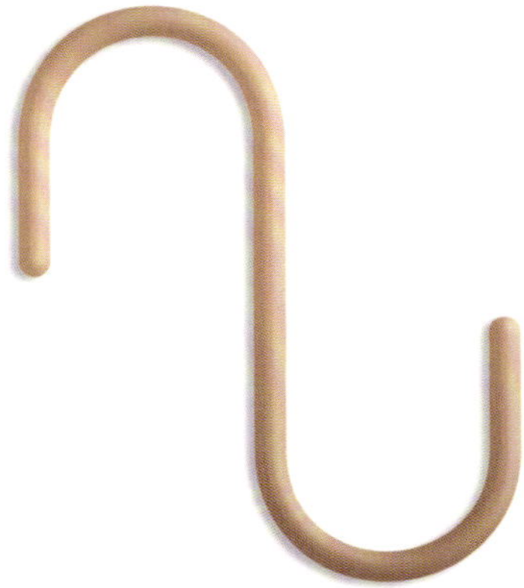

Umkehr – Sinus

Position D8

Hast du das Gefühl, dass sich etwas in das Gegenteil verkehrt hat? Dass du deinen Weg grundsätzlich korrigieren solltest? Das Sinuszeichen ermöglicht dir die notwendige Kehrtwende. Es kehrt eine belastende Schwingung um 180° um bzw. schickt belastende Energien dorthin zurück, wo sie hergekommen sind. Unverträgliches wird wieder verträglich gemacht. Das Sinuszeichen will signalisieren, dass eine Situation in deinem Leben in ihr Gegenteil verkehrt wurde, oder etwas in deinem Leben aus dem Zustand der natürlichen Harmonie gefallen ist. Die Information kann dir den Weg erhellen, um wieder in den Zustand der Harmonie zu gelangen.

Affirmation (3-mal):

Ich vollziehe die Kehrtwendung (einatmen)
und lasse alles los, was dem entgegensteht (ausatmen).

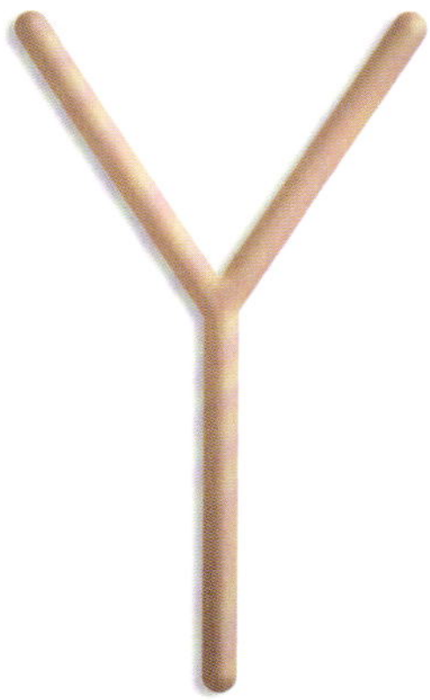

Verstärkung – Ypsilon

Position D6

Das ganze Universum ist voller Hilfen und Unterstützung, nur sehen wir oft den Wald vor lauter Bäumen nicht und meinen, ganz auf uns alleine gestellt zu sein. Wenn du jetzt erschöpft bist von allzu vielen Alleingängen, dann besinne dich auf diese Hilfen. Stoppe deine schnellen Schritte, halte inne, atme tief ein und rufe die passende Hilfe an. Die Form des Ypsilon verstärkt deine Wünsche und wird dir die passenden Menschen, Situationen oder „Zufälle“ bringen. Das Zeichen wandelt negative Informationen in positive um, positive Informationen bzw. Wünsche werden verstärkt und manifestieren sich leichter. Habe Vertrauen!

Affirmation (3-mal):

Ich nehme Hilfe gerne an (einatmen)
und lasse alles los, was dem entgegensteht (ausatmen).

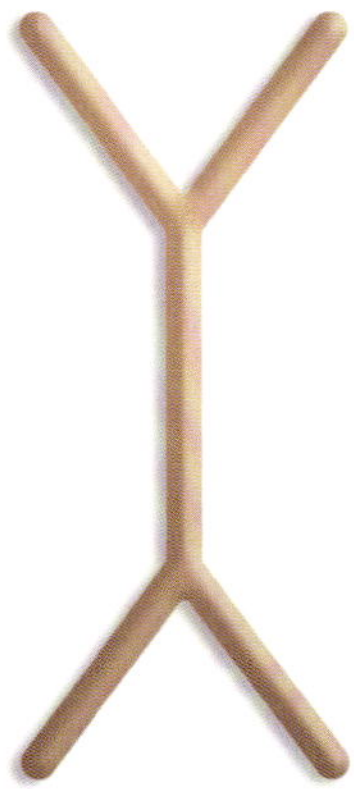

Ausströmende Kraft – Doppel-Ypsilon

Position 17

Du hast immens viel Kraft in dir, die sich in alle Richtungen verströmen möchte. Wenn du sie nicht freilässt, zum Beispiel weil du Schuldgefühle hast, dass andere dann nicht mitkommen, dann kann sich diese Kraft unter Umständen auch gegen dich wenden. Das kann sich in negativen Gedanken zeigen, Gefühlsschwankungen, in Autoimmunreaktionen oder Allergien. Das Doppel-Ypsilon kann Wechselwirkungen und Selbstzerstörungstendenzen ausgleichen. Es sorgt für Balance. So verabschiede dich von selbstzerstörerischem Denken, gehe in deine Mitte und finde den ruhenden Pol im Auge des Hurrikans. Das Doppel-Ypsilon stabilisiert dich und verleiht dir neue Kraft.

Affirmation (3-mal):

Ich verströme meine Kraft in alle Richtungen (einatmen)
und lasse alles los, was dem entgegensteht (ausatmen).

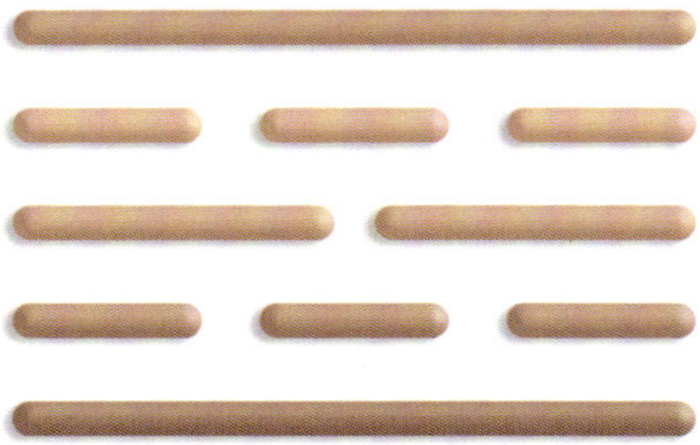

Abschirmung – Elektrosmog-Zeichen

Position E6

Du bist entweder einer Strahlenbelastung ausgesetzt oder es „stört“ dich etwas in deinem Leben. Wenn dich emotional etwas belastet, dann bist du auch anfällig, weil du dich in Resonanz mit Frequenzen, die dir auch körperlich nicht guttun, befindest. Das Elektrosmog-Zeichen schützt und schirmt ab. Du kannst es auf elektrische Geräte malen oder kleben, um sie zu entstören, z.B. auf Radiowecker, Telefone, Fernseher usw. Es kann auch sein, dass du momentan etwas „dünnhäutig“ bist und deshalb sehr sensibel auf Meinungsäußerungen reagierst. Es ist nicht so gemeint. Ziehe dich zurück und mache es dir einfach gemütlich.

Affirmation (3-mal):

Ich nehme nur das auf, was mir dienlich ist, (einatmen)
und lasse alles los, was dem entgegensteht (ausatmen).

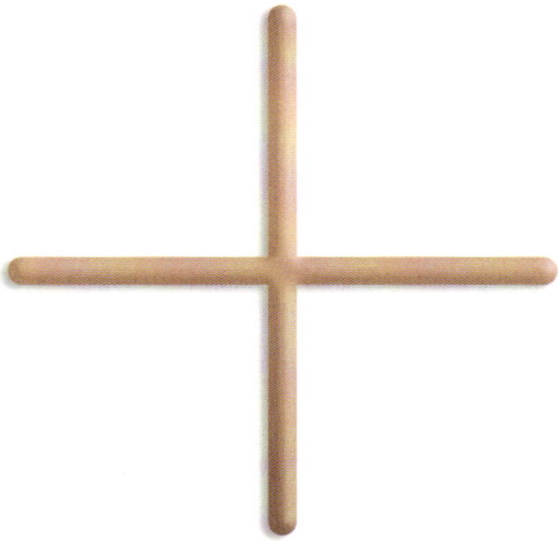

Schutz – Balkengleiches Kreuz

Position H7

Das balkengleiche Kreuz hat eine schützende und abschirmende Wirkung. Du kannst es verwenden, wenn dir Dinge zu nahe gehen oder dir Menschen zu sehr „auf die Pelle“ gerückt sind. In der Wohnraumsanierung findet das Zeichen Anwendung, um z.B. Wasseradern oder andere geopathogene Zonen abzuschirmen. Nutze das balkengleiche Kreuz auch als Schutzzeichen, indem du es beispielsweise aufmalst oder bei dir trägst. Es wird dich dabei unterstützen, die Polaritäten dieser Welt besser annehmen und integrieren zu können. Du darfst dich behütet und beschützt fühlen und findest zurück in den Zustand der universellen Harmonie.

Affirmation (3mal):

Ich bin gut behütet (einatmen)
und lasse alles los, was dem entgegensteht (ausatmen).

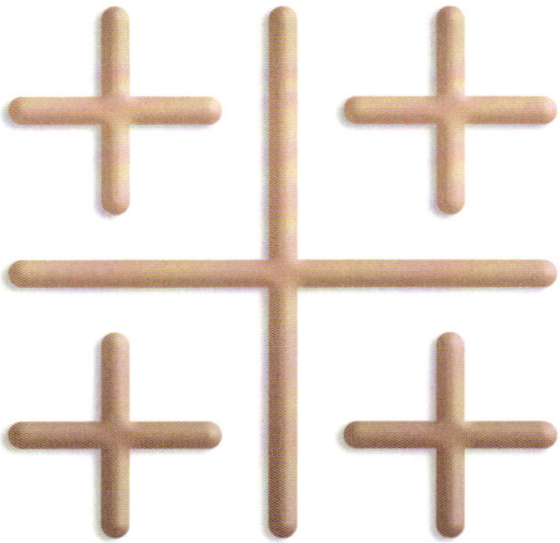

Abwehr – Jerusalemkreuz

Position H6

Du musst dir wahrlich nicht alles gefallen lassen. So wie Jesus die Belagerer aus dem Tempel geworfen hat, so hast du jetzt das Recht, deine ureigenen Interessen zu vertreten und durchzusetzen. Das mag etwas ungewohnt für dich sein, doch irgendwann ist immer das erste Mal, und das ist auch gut so. So lasse ruhig deinen Ton auch einmal etwas lauter und schärfer werden, wenn es nottut. Traue dir zu, dich so zu zeigen, wie du bist und tritt für das Gute ein. Auf diejenigen, die dich dann nicht mehr leiden können, kannst du gut verzichten. Neue wunderbare Menschen werden deinen Weg kreuzen und deine Ehrlichkeit würdigen und wertschätzen.

Affirmation (3-mal):

Ich weiß, wer ich bin, und strahle mein Licht aus (einatmen)
und lasse alles los, was dem entgegensteht (ausatmen).

Sicherheit – Viereck

Position D7

Die Materie ist nicht so schlecht, wie sie dargestellt wird, schließlich bestehst du selbst daraus – und auch dein Haus, die Erde, die Pflanzen oder die Sterne. Als spirituelles Schwingungswesen und geistiges Bewusstsein darfst du die Materie in allen ihren wundervollen Formen und Farben jetzt einmal ausgiebig würdigen und genießen. Schließlich hast du bewusst hier auf dieser „körperlichen" Erde inkarniert. Die Erde möchte, dass du Freude hast: an all ihren Früchten und Schätzen, den Tieren, Bäumen und Menschen. Danke für dein leibliches Sein, und sei dir sicher, dass bestens für dich gesorgt ist!

Affirmation (3-mal):

Ich bin in Sicherheit (einatmen)
und lasse alles los, was dem entgegensteht (ausatmen).

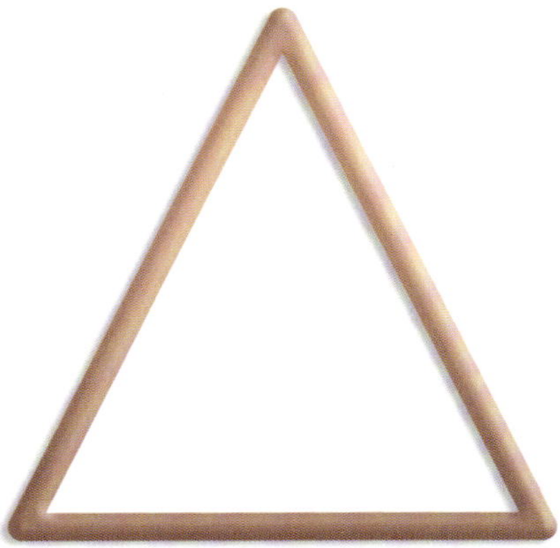

Beschleunigung – Dreieck

Position E7

Du darfst jetzt ruhig mal einen Gang zulegen. Gib´ kräftig Gas! Die Dinge sind vielleicht zu lange liegen geblieben oder es hat sich zu viel angehäuft. Denke nicht mehr so viel nach, sondern mach einfach! Räume auf, wirf Unnötiges weg, dann siehst du wieder klar, was als Nächstes zu tun ist. Und erledige dann auch dieses zügig. Du brauchst nicht auf Hilfe von außen zu warten, du kannst das selbst am besten machen. Dann halte Ausschau, was dich am Horizont der Kreativität als Nächstes erwartet. Wenn du es siehst, dann heiße es willkommen und freue dich darauf, es wieder anzupacken!

Affirmation (3-mal):

Ich aktiviere meine innere Kraft (einatmen)
und lasse alles los, was dem entgegensteht (ausatmen).

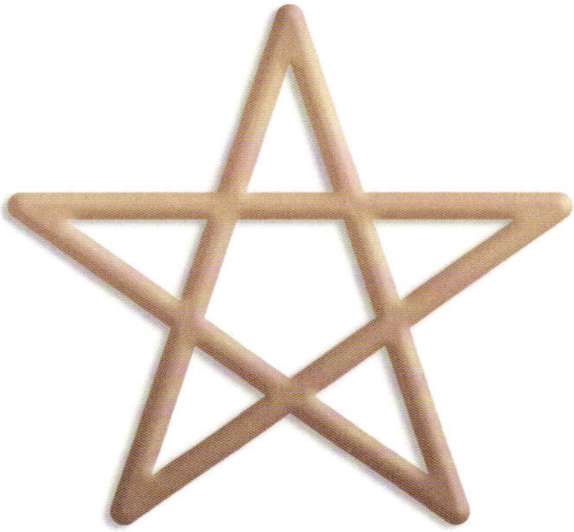

Liebeskraft – Pentagramm

Position 16

Die Venus ist der Schwesterplanet der Erde und zusammen drehen sie sich um die Sonne. Zusammen bilden sie das Pentagramm, den Fünfstern der Liebe. So drehe dich jetzt um dich selbst, und spüre die liebevolle Schwester in dir. Sie zeigt dir, wie du wieder lieben kannst. Sie ermutigt dich, die alten Liebesverletzungen gehen zu lassen und den frischen Hauch der Sinnlichkeit zu atmen. Tanze mit ihr, umarme sie sanft und spüre die Hingabe in den Bewegungen. Lasse dich berühren, die Gedanken ziehen und den Körper die Führung übernehmen. Lust und Freude werden wachsen in deinen Begegnungen.

Affirmation (3-mal):

Ich aktiviere die Liebeskraft in mir (einatmen)
und lasse alles los, was dem entgegensteht (ausatmen).

Erkenntnis – Zwillinge

Position B6

Wenn du in den Spiegel schaust, erkennst du dich selbst. Oder nicht? Ist es eigentlich die Wahrheit, die du dort siehst? Oder nur eine Vermutung, die deiner subjektiven Wahrnehmung unterliegt? Wie du dich selbst betrachtest, hängt ganz entscheidend davon ab, wie du über dich urteilst. Nicht nur über dein Aussehen, sondern auch über dein inneres Wesen, deine Person und dein Ich. Nimm jetzt einmal Abstand von dir selbst, lächle deinem Spiegelbild freundlich zu, und sei bereit, dein Selbst und deine Seele neu kennenzulernen. Du wirst überrascht sein, welch wunderbares Wesen sich dir zeigen wird.

Affirmation (3-mal):

Ich erkenne die Wahrheit (einatmen)
und lasse alles los, was dem entgegensteht (ausatmen).

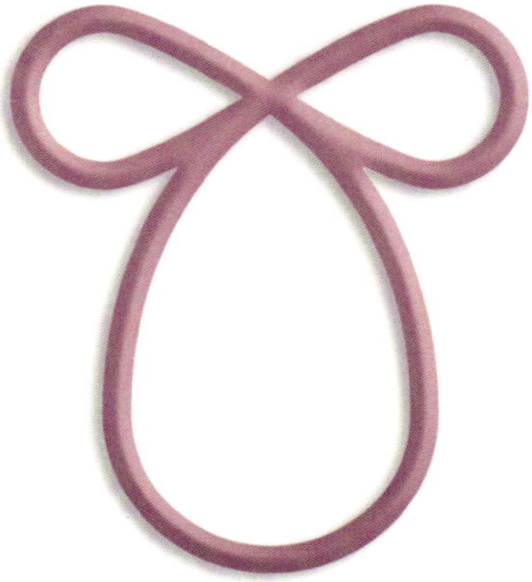

Tiefe – Eintauchen

Position J1

Schließe deine Augen, nimm einen tiefen Atemzug, und folge deinem Atem tief in deinen Bauchraum hinein. Dort, wo du jetzt angekommen bist, ruht dein dunkler tiefer Urgrund, den du vielleicht schon lange nicht mehr berührt hast. Ruhe eine Zeitlang hier. Wenn du dich mit deiner Aufmerksamkeit in deinen Urgrund hinein begibst, kannst du die Geborgenheit des Mutterleibes wieder spüren und die Sicherheit, die du einst hattest, bevor du ins Licht geboren wurdest. Atme tief und regelmäßig und sinke zurück zur Mutter. Gedenke der Dunkelheit in dir und schätze ihren Wert. So gibst du dir selbst und deiner Seele die Ehre.

Affirmation (3-mal):

Ich erkenne den Grund meiner Seele (einatmen)
und lasse alles los, was dem entgegensteht (ausatmen).

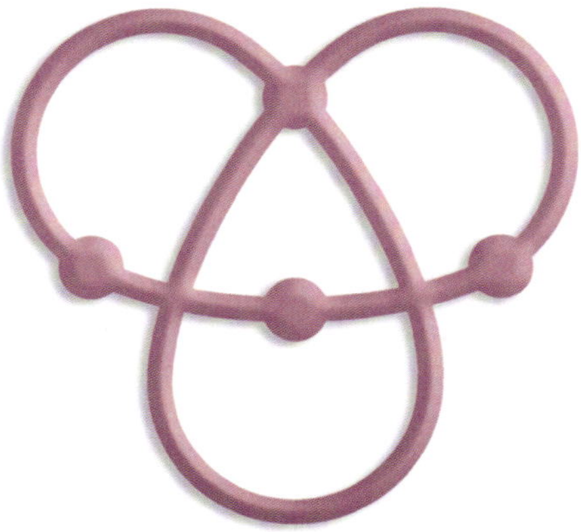

Bewegung – Blockaden

Position D1

Blockaden sind das Gegenteil von „fließen". Wenn du dich im Augenblick unbeweglich oder gehemmt fühlst oder deine Projekte nicht recht vorangehen wollen, dann halte einen Augenblick inne und lausche auf dein Inneres. Hörst du das Fließen deines Atems, das Rauschen deines Blutes in den Adern? Nimmst du den pulsierenden Schlag deines Herzens wahr? Es ist ein unendliches Ausdehnen und Zusammenziehen, ein Rhythmus, der dein Leben ausmacht. Stelle dir vor, dass sich dieser Takt mit dem Rhythmus der Mutter Erde synchronisiert. Du bist ihr Geschöpf. Du bist eins mit ihr!

Affirmation (3-mal):

Ich bewege mich leicht und fließend (einatmen)
und lasse alles los, was dem entgegensteht (ausatmen).

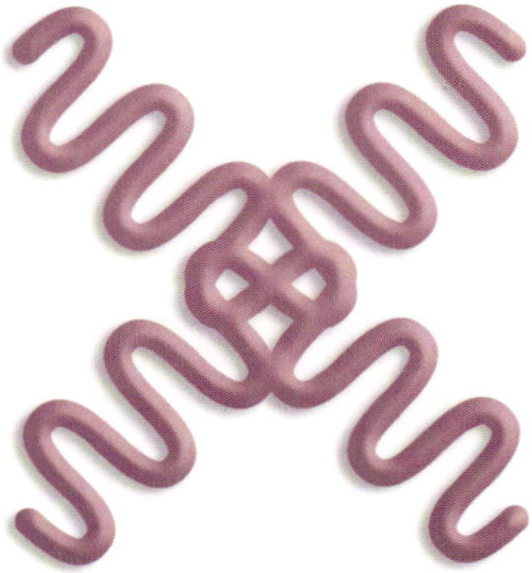

Freude – Lust

Position H12

Wenn sich das Leben grau anfühlt, ist es Zeit, hinauszugehen in die Natur. Beobachte einen Schmetterling. Hat er Depressionen? Umarme einen Baum. Hat er Stress? Lausche dem Zwitschern eines Vogels. Macht er sich Sorgen? Und du selbst? Wische deine Gedanken weg. Du bist nicht nur ein Teil der Natur, du bist die Natur selbst! Was gäbe es also für einen Grund, deprimiert zu sein? Umarme den Baum und spüre seine Lust, einfach dazustehen. Lausche dem Vogel, und stimme mit ein in sein schönes Lied. Sieh den Schmetterling und erwecke die Farben des Lebens in dir. So erweckst du deine Kreativität zum Leben!

Affirmation (3-mal):

Ich lebe meine Kreativität (einatmen)

und lasse alles los, was dem entgegensteht (ausatmen).

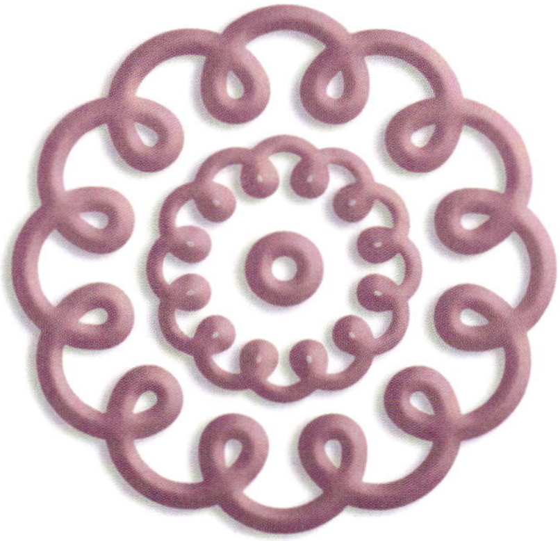

Fülle – Verschwendung

Position A5

Lebst du dein volles Potenzial? „Geht nicht“, meinst du, oder „Wer kann das schon“? Was ist überhaupt dein Potenzial? Wenn du danach suchst, wirst du es nicht finden, denn es ist überhaupt nicht im Außen zu entdecken. Es ist bereits da, in dir und voll aktiv. Mache eine Reise in deinen Körper hinein. Siehst du, welches Wunderwerk hier am Leben ist? Wie alles zusammenpasst und füreinander da ist? Wie du dich nur um so wenig kümmern musst. Fast alles läuft von alleine und wie geschmiert. Lache diesem wundervollen Team zu, und lobe alles, was du hast und bist. Es ist perfekt, die reine Fülle und Schönheit!

Affirmation (3-mal):

Ich entfalte die Schönheit in mir (einatmen)
und lasse alles los, was dem entgegensteht (ausatmen).

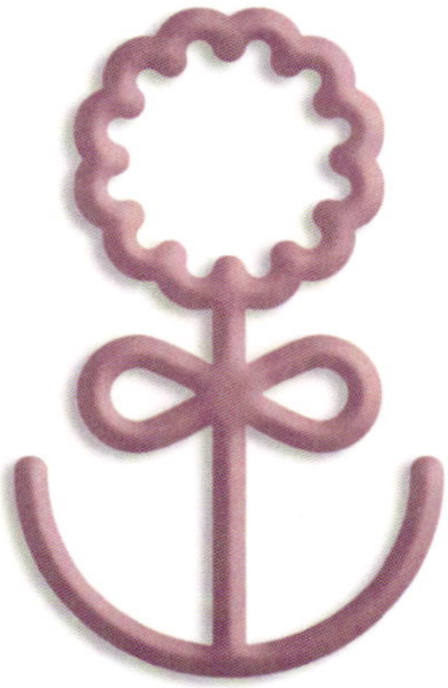

Verströmen – Jauchzen

Position L11

Du hast so viel Liebe in dir und so viel Furcht, dass jemand sehen könnte, wie liebevoll und schön du bist. Vielleicht hast du ein falsches Selbstbild von dir, weil deine Eltern oder andere Personen aus deiner Kindheit dir etwas Irriges über dich erzählt hatten. Vielleicht, dass du klein seiest und machtlos. Oder dass du noch so viel lernen müsstest, bevor du mitreden kannst. Vergiss das jetzt einfach! Es ist nicht wahr. Lasse das Nachklingen aller Meinungen über dich endgültig los. Du bist Gottes Geschöpf und selbst göttlich. Eine Königin oder ein König und es wert, deine Schätze zu lieben und aus ganzem Herzen großzügig zu verteilen.

Affirmation (3-mal):

Ich verströme die Kraft der Freude (einatmen)
und lasse alles los, was dem entgegensteht (ausatmen).

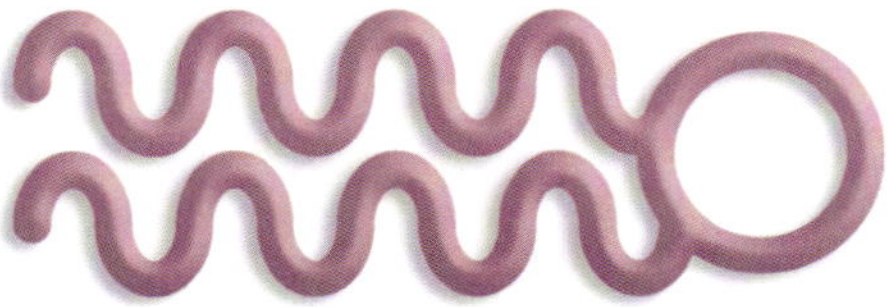

Wegbereitung – Voranschreiten

Position A3

Du weißt, wo es langgeht, und lässt dich nicht so leicht aus deiner Sicherheit bringen. Du hast deine Nase im Wind und reagierst schnell auf Veränderungen. Du hast ein gutes Gefühl für gute und schlechte Schwingungen und lässt dich nicht so leicht beirren. So nutze deine Fähigkeiten und gehe mutig voran. Diejenigen, die dir folgen, sind vielleicht noch unsicher und brauchen dich, damit du ihnen Mut machst. Schreite unbeirrt voran und vertraue deinem Instinkt. Halte inne, wenn es geraten ist, und gehe weiter, wenn die Gefahr gebannt ist. Die Menschen brauchen dich als Führer, als Führerin. Weise ihnen den Weg!

Affirmation (3-mal):

Ich gehe meinen eigenen Weg (einatmen)
und lasse alles los, was dem entgegensteht (ausatmen).

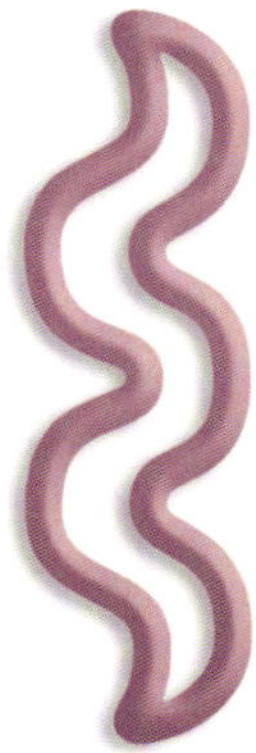

Unschuld – Verzeihen

Position A4

Wie ein kleines Kind, das fröhlich und gedankenverloren spielt, kannst du jetzt die Unschuld in dir wiederfinden. Dazu lasse all die Schatten, Erklärungen, Meinungen und Stimmen in deinem Kopf los, die dir erzählt haben, dass du schuldig seist. Erkenne die Manipulation darin, die Jahrtausende alt ist. Jetzt ist eine neue Zeit, und sie ist voller Licht und Kraft. Atme beides tief ein und genieße das Spiel. Verzeihe dir selber, dass du dem Irrtum aufgesessen warst. Vereinige den Körper mit deinen Sinnen und mit deiner unsterblichen Seele und genieße voller Freude das Leben in all´ seinen Facetten. Staune wie ein kleines Kind über das Wunder des Lebens.

Affirmation (3-mal):

Ich erkenne dich in mir (einatmen)

und lasse alles los, was dem entgegensteht (ausatmen).

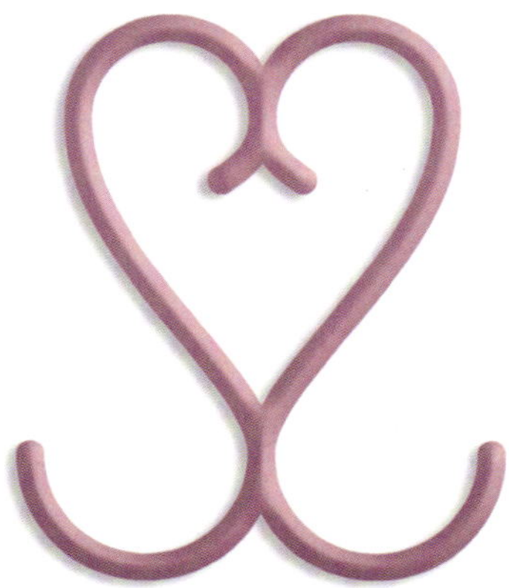

Zuwendung – Mitgefühl

Position B7

Wie ist deine Taktik, Liebe und Zuwendung zu erhalten? Versuchst du es mit Trotz oder Raffinesse? Bist du verletzt, wenn dich dein Partner nicht genügend beachtet? Auf diese Weise kannst du niemals die Liebe erhalten, die du brauchst. Nur das innere Wissen, dass Liebe auf dieser Erde zur Genüge da ist und ihre Vergabe nicht an Bedingungen geknüpft ist, lässt dir das Gefühl der Wärme und Verbundenheit zufließen. So neige dich offenen Herzens der Erde zu und dem Himmel, der dich mit allem, was ist, verbindet. Lasse die Liebe, die du in dir zurückgehalten hast, wieder fließen, zu all jenen, die sie benötigen, und reiche Ernte wird dein Lohn sein.

Affirmation (3-mal):

Ich öffne mein Herz für andere (einatmen)
und lasse alles los, was dem entgegensteht (ausatmen).

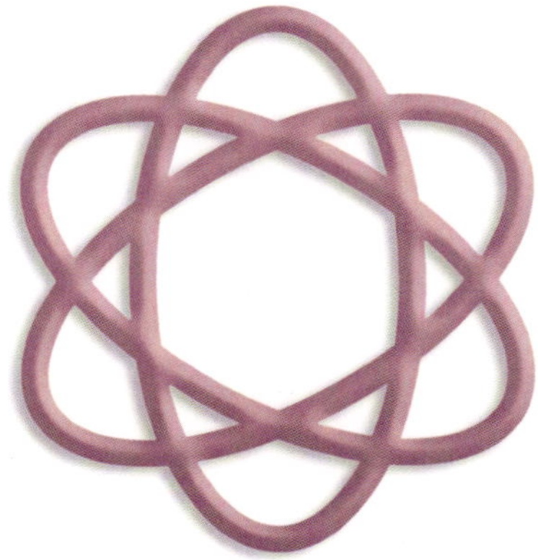

Unendlichkeit – Rotation

Position D12

Das Geheimnis der Anziehungskraft besteht darin, dass du um dein innerstes Zentrum weißt und diesen heiligen Raum nutzt, um dich selbst zu erkennen. Nicht ohne Grund rotieren die Erde und die Planeten um sich selbst. Du bist mit ihnen in Verbindung. Wenn du dich zu sehr über Geschehnisse und Spiegelungen in der Außenwelt definierst, wirst du immer mehr an Energie verlieren. So spüre die kreisende Energie, die dein Herzzentrum umgibt. Schließe deine Augen und lasse geschehen. Alles dreht sich um dich. Du bist immens wichtig für die Welt. Folge der Rotation, und deine Lebensenergie versprüht sich aus einer nie versiegenden Quelle nach draußen.

Affirmation (3-mal):

Ich kreise um mein innerstes Zentrum (einatmen)
und lasse alles los, was dem entgegensteht (ausatmen).

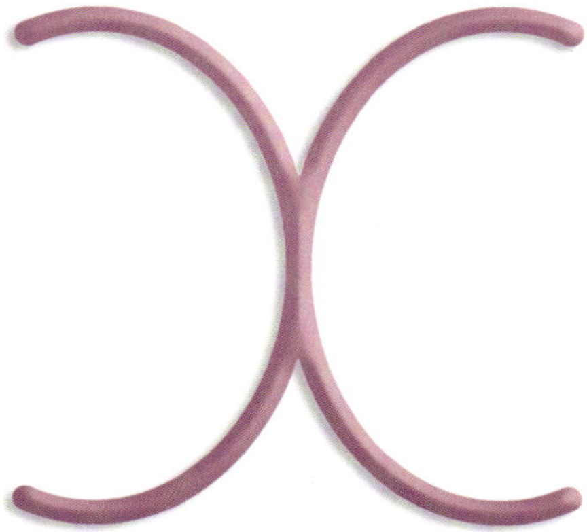

Reinigung – Widerstand

Position K7

Du stehst mit dem Rücken zur Wand. Keine besonders gute Position, wenn du dir mehrere Möglichkeiten offenhalten willst, um voranzukommen. Du hast dir deine augenblickliche Sackgasse selbst erschaffen. So kannst du jetzt nur eines tun: deinen vermeintlichen Gegner anschauen und erst einmal wahrnehmen, wer dir da überhaupt gegenübersteht. Vielleicht bist du weggerannt, obwohl dir niemand etwas Böses antun wollte. Die Illusion, die dich an frühere Traumata erinnert hatte, fliegt nun auf. Atme tief durch und erkenne das, was dich in diese Situation gebracht hat, als Täuschung. So brauchst du ab jetzt auch nicht mehr enttäuscht zu sein.

Affirmation (3-mal):

Ich gebe nach und lasse Heilung geschehen (einatmen)
und lasse alles los, was dem entgegensteht (ausatmen).

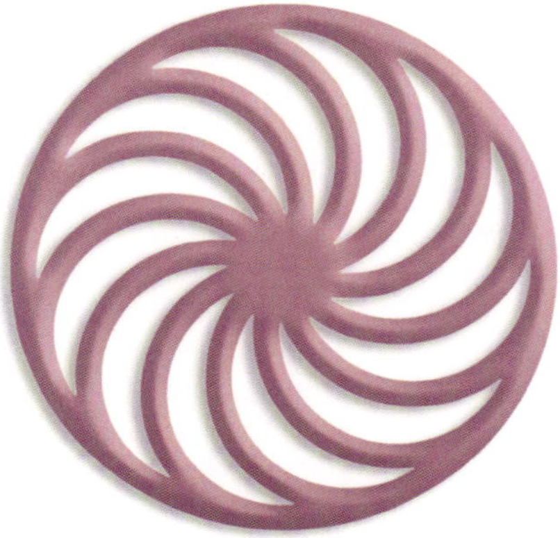

Erleben – Strömen

Position A9

Willst du etwas erleben? Ist dir das Leben, deine Partnerschaft, deine Arbeit zu langweilig geworden? Dann erhebe dich jetzt, ganz spontan. Unterbrich deine Tätigkeit und nimm eine neue Position ein. Richte deinen Blick in eine andere Himmelsrichtung und sieh, wie sich das, was du jetzt wahrnimmst, von dem vorherigen Augenblick unterscheidet. Es ist vieles ganz anders! Die Bilder sind verändert. Auch in deinem Kopf laufen nur Bilder ab, wie in einem Film. Das ist nicht die Wirklichkeit. Überprüfe deine Vorstellungen, Gedanken und Gefühle. Und mache dir klar: Du kannst jederzeit einen anderen Film einlegen, der dir mehr Freude bereitet!

Affirmation (3-mal):

Ich erlebe das Leben neu (einatmen)

und lasse alles los, was dem entgegensteht (ausatmen).

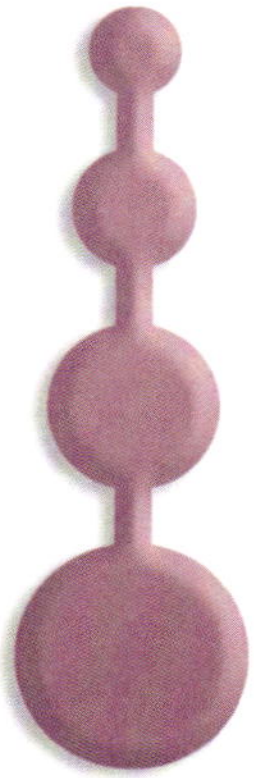

Annehmen – Pendeln

Position F12

Das, was dir im Augenblick Kopfzerbrechen bereitet oder ganz einfach nicht gefällt, wird sich nach einiger Zeit in Wohlgefallen auflösen, wenn du den Geschehnissen mehr Zeit lässt. Mit etwas mehr Geduld entdeckst du mehr positive Aspekte an der derzeitigen Situation, selbst solche, die du vorher vielleicht für unmöglich oder inakzeptabel gehalten hast. Alles kann in neuem Licht erscheinen, wenn du gnädig darauf blickst. Die Dinge pendeln sich einfach ein, und du gewöhnst dich an alles – im bestmöglichen positiven Sinne. Lass deinen Kopf frei werden und freue dich, dass du geduldig sein kannst!

Affirmation (3-mal):

Ich übe mich liebevoll in Geduld (einatmen)
und lasse alles los, was dem entgegensteht (ausatmen).

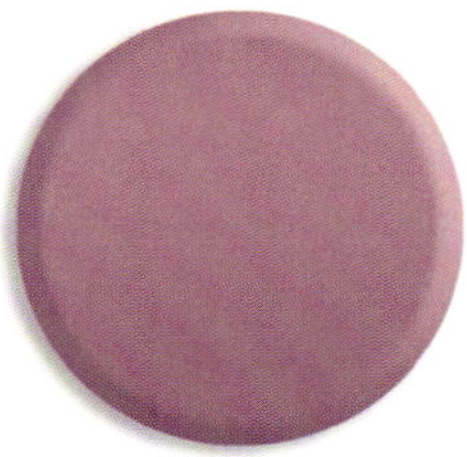

Ich bin – Sein

Position A11

Kennst du die Redewendung „Jetzt mach mal 'nen Punkt"? Unaufhörlich hast du dir Gedanken gemacht über dies und das und jenes und welches. Hast du dadurch ein gutes Ergebnis erzielt? Wohl eher nicht, wenn du mal ganz ehrlich zu dir bist. Dein großer Schöpfergeist nährt sich aus dem großen Ganzen, und dein Ruhen in dir selbst mit deinem reinen Geist bringt spontan und intuitiv die besten Ergebnisse hervor. Du bist zufrieden, wenn du ins Zentrum des Orkans zurückkehrst und die Hektik des Alltags draußen lässt. Sie ist da, aber geht an dir vorbei. Ruhe im „Ich bin", nimm dir mehr Zeit für Meditation, Muße und die Natur. Genieße das Leben!

Affirmation (3-mal):

Ich bin die Existenz (einatmen)
und lasse alles los, was dem entgegensteht (ausatmen).

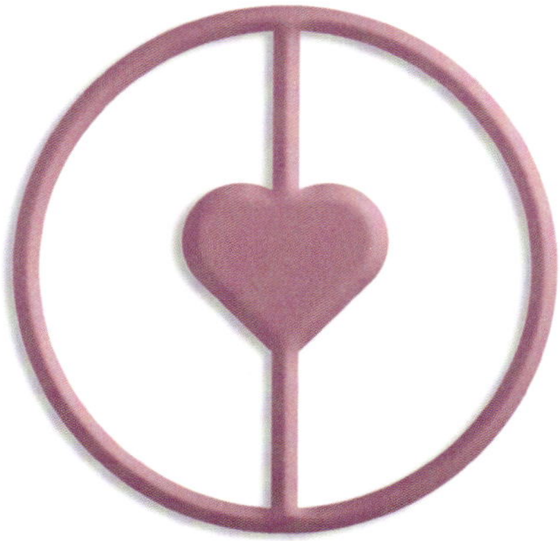

Erinnerung – Vereinen

Position A6

Bist du auf der Suche nach Erfüllung, Zufriedenheit oder Befriedigung? Das sind wir alle. Warum eigentlich? Weil wir vergessen haben, dass wir schon alles haben, was wir benötigen, um glücklich zu sein. Es geht um das Ich, das Du und das Wir, das daraus entstehen kann und bereits entstanden ist. Behauptest du, dass der Tag von der Nacht getrennt sei und die Nacht vom Tag? Wo ist die Trennungslinie? Beide gehen ineinander über, fließend und leicht, immerwährend. So ist das ganze Sein. Alle Trennung ist künstlich und findet nur im Kopf statt. Es ist so viel leichter, das Leben zu leben in all seinen Facetten, wenn du erkennst, dass es gar keine Trennung gibt!

Affirmation (3-mal):

Ich erkenne dich in mir (einatmen)

und lasse alles los, was dem entgegensteht (ausatmen).

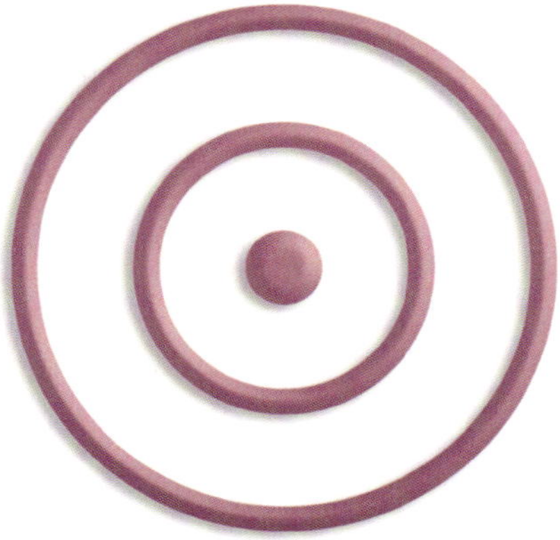

Resonanz – Wiedergabe

Position K6

Du bist wie ein fein gestimmtes Instrument, das schöne Töne erzeugen möchte und es irgendwann leid ist, sich immer nur selbst zu hören. Du bist auf der Suche nach gleich „gestimmten" Menschen, mit denen du ein wunderschönes Konzert anstimmen kannst. Leise Töne sind zu diesem Zweck besser geeignet als schrille Laute. Die feinen Schwingungen, die du aussendest, werden auf feine Menschen treffen, die in Resonanz zu deinem Bewusstsein sind. Mit ihnen funktioniert das Zusammensein mühelos, es macht Freude, mit ihnen zu sein. Wisse, dass dafür jetzt die Zeit ist. Alle deine „schweren" Bekanntschaften lasse liebevoll los. Spiele dein neues Spiel!

Affirmation (3-mal):

Ich töne mit dem Leben mit (einatmen)

und lasse alles los, was dem entgegensteht (ausatmen).

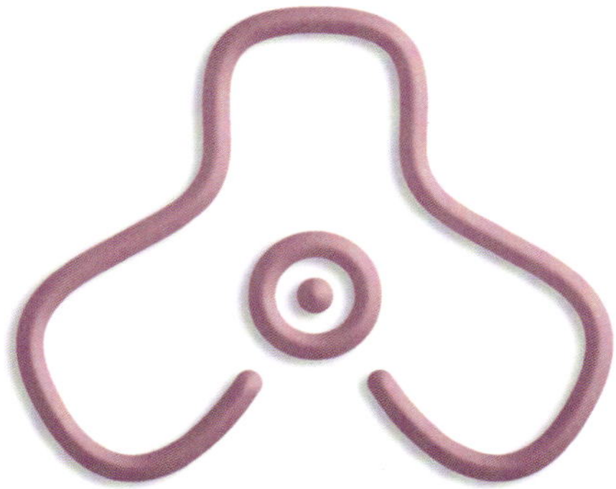

Ankommen – Herberge

Position L6

Mutter Natur breitet ihre Arme aus und heißt dich darin willkommen. Schmiege dich ruhig hinein, und genieße die Wärme, die dich umgibt. Du kannst dich anlehnen, ausruhen, entspannen. Nichts steht an, was jetzt wichtiger wäre. Sei glücklich darüber, eine Mutter zu haben und geborgen zu sein. Die Erde sorgt für dich, im materiellen wie im geistigen Sinne. So lasse dich behüten, und genieße einfach das Nichtstun. Du hast es dir wirklich verdient. Aber selbst wenn du das nicht glaubst, ist das nicht wichtig. Die offenen Arme der Erde sind für dich da, unabhängig von irgendeiner Leistung. Etwas ungewohnt noch? Macht nichts ... schmiege dich noch tiefer hinein!

Affirmation (3-mal):

Ich bin in mir zu Hause (einatmen)

und lasse alles los, was dem entgegensteht (ausatmen).

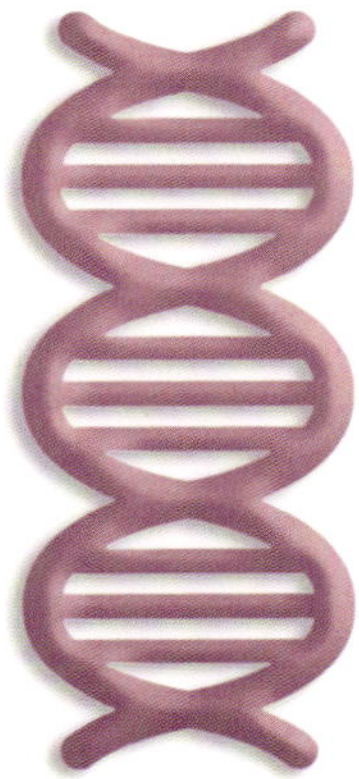

DNA – Himmelsleiter

Position L8

In deiner DNA ist dein ganzes Potenzial gespeichert. Du bräuchtest nur darauf zugreifen, wenn du wüsstest, wie das geht. Schaue dir mit deinen inneren Augen die Stränge deiner DNA an. Wo ist Licht, und wo ist Schatten? Der Schatten ist nicht schlechter als das Licht, es ist eher wie das Verhältnis von Nacht und Tag, beide haben ihre Berechtigung und Notwendigkeit. Du kannst aber eine energetische Taschenlampe zur Hand nehmen und die Schattenstränge beleuchten. Was siehst du? Hier liegen deine versteckten Potenziale verborgen. Indem du sie anschaust und darum weißt, hast du bereits den ersten wichtigen Schritt getan. Du bist jetzt in der Aufwachphase!

Affirmation (3-mal):

Ich aktiviere mein volles Potenzial (einatmen)
und lasse alles los, was dem entgegensteht (ausatmen).

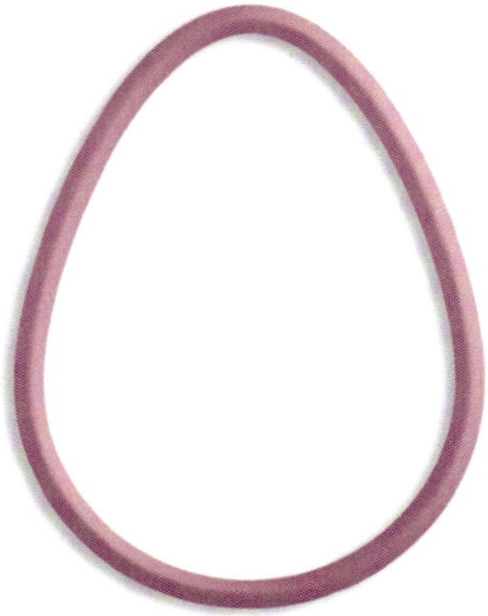

Vollkommenheit – Perfektion

Position E12

Was möchtest du an dir selbst gerne verändern? Gibt es Dinge, die dir nicht gefallen? Unzufriedenheit entsteht nur in deinem Kopf, sie hat mit der Realität nichts zu tun. Unsere materielle Welt ist eine Illusion. Wenn du die Ebene der Wahrheit, der Schwingungen, der kleinsten Teilchen und des Lichtes wahrnehmen könntest, würdest du nur Energiemuster sehen. Auch deine Gedanken sind nur solche Energiemuster, die sich ändern, wenn sich deine Gedanken ändern, zum Beispiel über dich selbst. Da die Materie den Schwingungen folgt, kannst du damit auch deinen Körper und deine eigene Realität sichtbar gestalten, so wie du es möchtest.

Affirmation (3-mal):

Ich bin vollkommen, so wie ich bin (einatmen),
und lasse alles los, was dem entgegensteht (ausatmen).

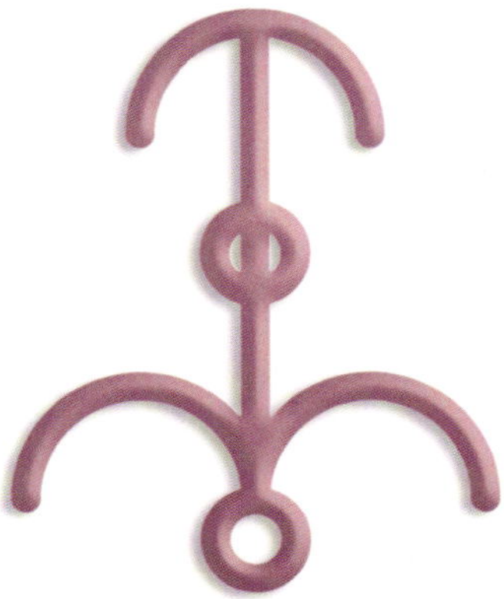

Befreiung – Sehnsucht

Position B12

Deine Wünsche und Sehnsüchte sind auf dem Boden des Mangels erbaut. Du glaubst, dir würde etwas fehlen in deinem Leben, in der Partnerschaft, in der Familie. Mache eine Reise durch deinen Körper, und erspüre, wo der Schatten des Mangels sitzt. Vielleicht in einem oder mehreren Organen, in den Gefäßen, im Gehirn? Beobachte die Stelle eine Weile, ohne das, was sich dort befinden könnte, zu bewerten. Du wirst bemerken, wie sich der Schatten lichtet und die Stelle sich anders, vielleicht leichter anfühlt. Danach überprüfe nochmals deine Wünsche, und du wirst den Unterschied bemerken. Wenn du dich jetzt leichter fühlst, hast du dich selbst befreit!

Affirmation (3-mal):

Es ist gut so, wie es ist (einatmen),

und ich lasse alles los, was dem entgegensteht (ausatmen).

Mutter – Nähren

Position G12

Es ist ganz gleich, welche emotionale Beziehung du zu deiner Mutter hast. Einstmals hat sie dich genährt. Vielleicht nur für eine kurze Zeit, vielleicht sehr lange. Vielleicht bist du noch immer sehr eng mit ihr verbunden. Deine Beziehung zur Mutter symbolisiert deine Verbindung zur Erdenmutter und zum Urgrund in dir selbst. Du kannst jetzt das Vertrauen in die Basis deines Lebens wiederfinden. Erde dich gut, und gehe noch öfter hinaus in die Natur. Umarme die Bäume, und spüre den festen Halt unter deinen Füßen. Die Erdgravitation hält dich fest! Du fliegst nicht weg, weil das für dich gar nicht vorgesehen ist. Bleibe auf dem Boden der Tatsachen und lebe!

Affirmation (3-mal):

Ich nähre dich und mich (einatmen)

und lasse alles los, was dem entgegensteht (ausatmen).

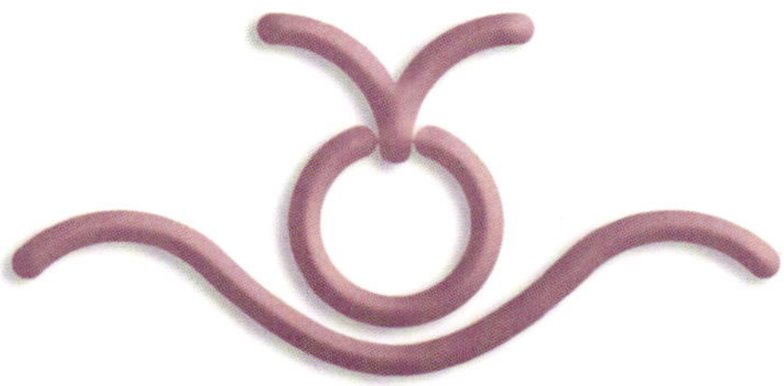

Quelle – Aufnahme

Position B1

Das Leben selbst hat dich in seine Arme genommen. In diesem Schutzraum kannst du deine Ideen, deine Freude und deine Kreativität erproben. Dabei kannst du keine Fehler machen, denn in Wirklichkeit gibt es diese gar nicht. Du kannst deine Erfahrungen machen und aus dem Kopf oder dem Herzen heraus entscheiden, ob du deine Richtung korrigieren möchtest oder nicht. Für den Augenblick ist es immer richtig, und danach spielt es keine Rolle mehr. Lasse die Quelle deiner inneren Inspiration munter sprudeln, und höre nicht mehr auf die Stimme des „Wenn und Aber“ in deinem Kopf. Du bist ganz klar und voller Freude – so wie das Leben selbst!

Affirmation (3-mal):

Meine innere Quelle ist klar und unerschöpflich (einatmen)
und ich lasse alles los, was dem entgegensteht (ausatmen).

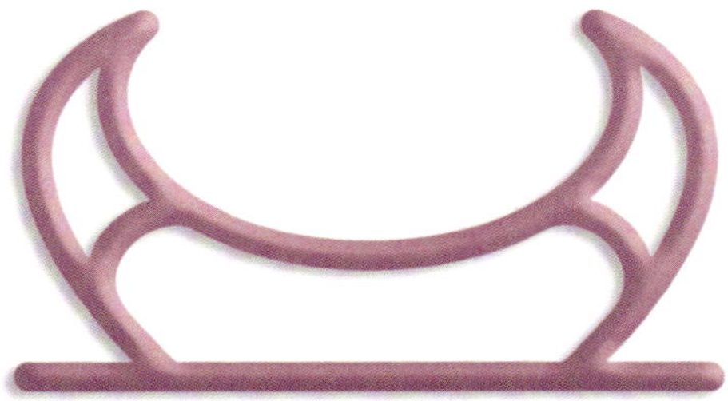

Urgrund – Ruhen

Position A8

Deine linke Gehirnhälfte möchte dir die Welt erklären. Deine rechte Gehirnhälfte möchte dich fühlen lassen, was ist. Stelle dir vor, wie beide Gehirnhälften durch den dünnen Balken, der sie verbindet, optimal zu kommunizieren lernen. Dann lasse deinen vereinten Kopf ins Herz hinuntergleiten und vereinige sie mit der Liebe. Anschließend stelle dir vor, wie dein wundervolles Kopf-Herz in deinen Bauch hinunter sinkt, ganz tief auf den Boden in die Dunkelheit hinein. Dort ruhe aus und fühle. Du hast den Urgrund erreicht, dein Seelenzentrum, das dir als Kopf-Herz-Bauch erzählen kann, warum du hier bist. Also lausche!

Affirmation (3-mal):

Ich kenne meinen Weg (einatmen)

und lasse alles los, was dem entgegensteht (ausatmen).

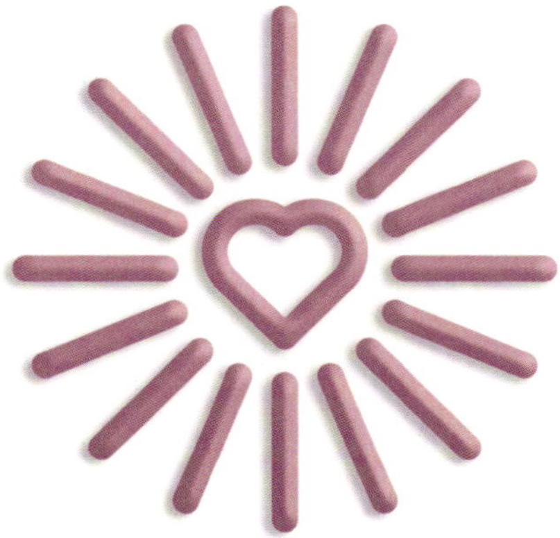

Heiterkeit – Erwachen

Position L3

Du wirst bald aus deinem Dämmerschlaf erwachen. Es ist Zeit, hinauszugehen, und das Licht, das in dir gewachsen ist, zu verströmen. Du brauchst keine weiteren Lehrer oder Schulen mehr. Alles ist da! Du hast den Samen im Herbst gelegt, im Winter darüber meditiert und im Frühling das neue Pflänzchen bewundert und willkommen geheißen. Jetzt ist es kraftvoll genug und eine schöne Blume geworden. Genieße deine eigene Schönheit, und lasse jetzt andere Menschen daran teilhaben. Gehe hinaus und verkünde das, was du kannst, es ist ein gutes Werk. Du hast Führungsqualitäten, und es ist gut, wenn du diese auch nutzt – zum besten Wohle aller.

Affirmation (3-mal):

Ich liebe das, was ich in mir sehe (einatmen),

und lasse alles los, was dem entgegensteht (ausatmen).

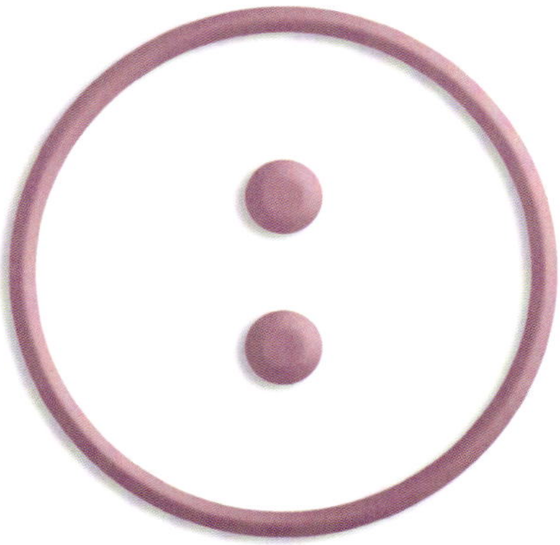

Spiegel – Einsicht

Position H1

Du bist klar geworden, und deine spirituelle Einsicht ist gewachsen. Du fällst nicht mehr so leicht auf das Spiel der Meinungen herein. Achtsam gehst du durch die Welt und nimmst die Äußerungen nicht mehr so persönlich. So kann dein Herz nicht mehr gebrochen werden. Gehe dennoch in aller Stille einmal in dein Herz und erspüre, ob du noch Narben aus alten emotionalen Verletzungen in dir bewahrst. Wenn du welche entdeckst, dann stelle dir vor, wie du die Narben mit einer „Liebessalbe" eincremst, bis sie weich und geschmeidig sind, und die Energie wieder durch das Herzgewebe fließen kann. Dann atme grünes Licht ein, und sei frei!

Affirmation (3-mal):

Ich erkenne in dir mein eigenes Ich (einatmen)
und lasse alles los, was dem entgegensteht (ausatmen).

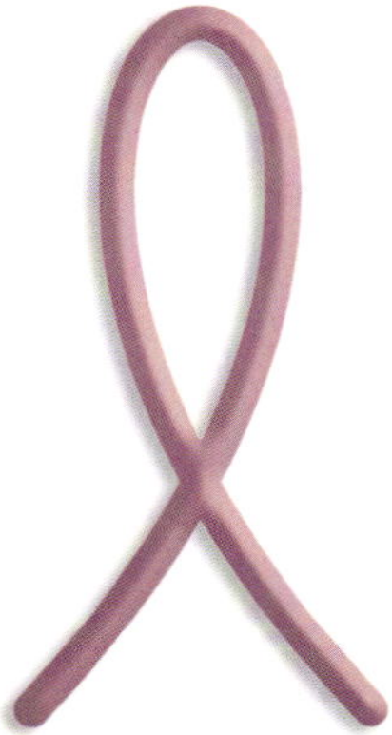

Verbindung – Brücke

Position E1

Du reichst anderen die Hand, damit sie sicherer durch die Welt gehen können. Das ist ein großer Liebesdienst an der Menschheit, denn es entspricht dem Gesetz des Mitgefühls im Universum. Du hast verstanden, dass es nicht von Leichtsinn zeugt, anderen zu vertrauen und da zu sein, wenn Hilfe nötig ist. Bleibe spontan und leicht, und gehe den Weg des Herzens weiter, es ist der einzig richtige. Jeden Tag wirst du belohnt werden, durch Lachen, strahlende Gesichter, durch Dankbarkeit. Berührung heilt. Und wenn du berührt oder gerührt bist und auch einmal Tränen fließen dürfen, dann zeigst du dein großes Herz und bist inniglich verbunden mit Mutter Erde.

Affirmation (3-mal):

Ich helfe dir (einatmen)

und lasse alles los, was dem entgegensteht (ausatmen).

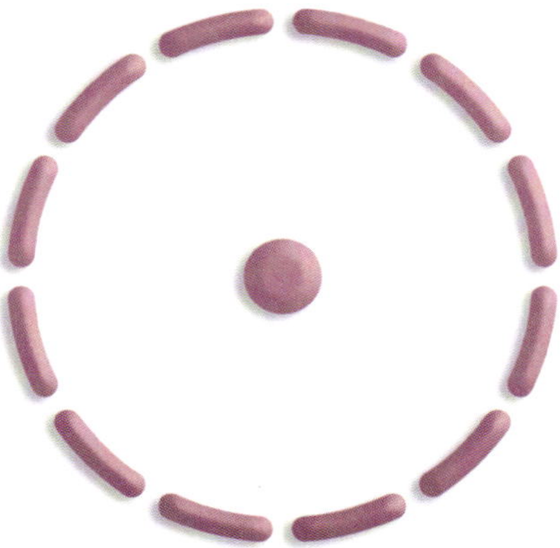

Wahrheit – Illusion

Position L10

Die größte Täuschung auf dieser Welt ist jene, dass wir getrennt seien von den anderen. Wenn du das glaubst, dann ist es kein Wunder, wenn du dich isoliert und einsam fühlst. Man sagt, der Schlag eines Schmetterlingsflügels auf der anderen Seite der Welt verursacht ein Erdbeben hier bei uns. Also sei achtsam dem gegenüber, was du tust und sogar denkst, denn es könnte die Welt verändern. Und sei gnädig dir selbst und anderen gegenüber, wenn sie nicht das „Richtige" tun. Es gibt eine höhere Sicht der Dinge, in die wir (noch) wenig Einblick haben. Unser Verstehen wächst, aber noch müssen wir uns in Geduld üben.

Affirmation (3-mal):

Ich bin die Schöpfung (einatmen)
und lasse alles los, was dem entgegensteht (ausatmen).

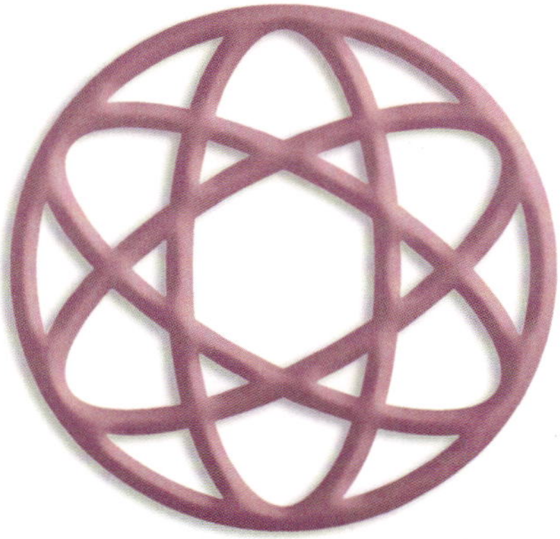

Information – Einspeisung

Position I1

Du sendest fortwährend Informationen, bestehend aus Gedanken und Gefühlen, in das morphogenetische Feld der Erde hinein. Diese verbinden sich mit ähnlichen Informationen zu einem immer stärkeren Feld, das letztlich die Materie, also unsere Realität, erzeugt. Wenn dir deine Realität nicht gefällt, dann bist du umso mehr gefordert, deine Gedanken sauber und klar zu halten und positive Gefühle zu dir und deiner Umwelt zu generieren. Eine hohe Bewusstheit und eine meditative Grundhaltung und auch regelmäßige Übung stärken dich, sodass du negative Gedanken und Einflüsse immer besser ableiten kannst. Du dienst dir und uns allen damit.

Affirmation (3-mal):

Ich bin klar in meinen Absichten (einatmen)
und lasse alles los, was dem entgegensteht (ausatmen).

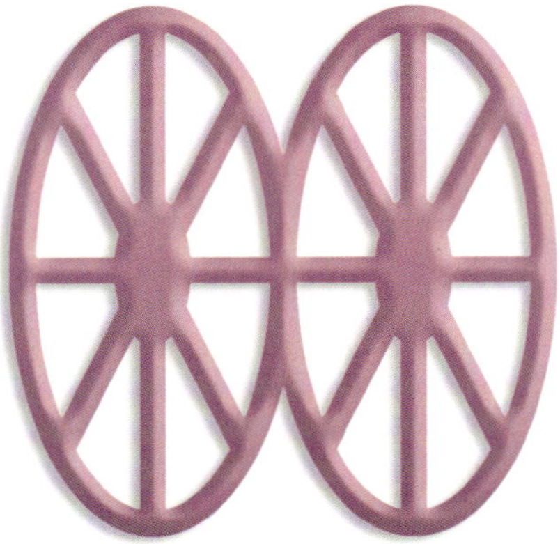

Dualität – Entwicklung

Position L2

Das Leben und alles, was Bewegung ist, kann nur zwischen zwei Polen stattfinden. Plus und minus ziehen sich an, also die Gegensätze. Das fühlt sich meistens nicht besonders angenehm an, ist aber notwendig, damit das Leben sich entwickeln kann. Du sollst wissen, dass es ganz normal ist, wenn du manchmal nicht mit dir selbst oder mit anderen Menschen einig bist. Es gibt dir die Gelegenheit, über das Thema zu reflektieren, ohne jemandem die Schuld zuzuweisen, vor allem auch dir selbst nicht! Du weißt dann einfach, dass irgendetwas noch nicht ganz geklärt ist in dir. Fühle ganz ehrlich dort hinein, und dann erst triff deine Entscheidungen.

Affirmation (3-mal):

Ich lerne, die Gegensätzlichkeit zu lieben (einatmen),
und lasse alles los, was dem entgegensteht (ausatmen).

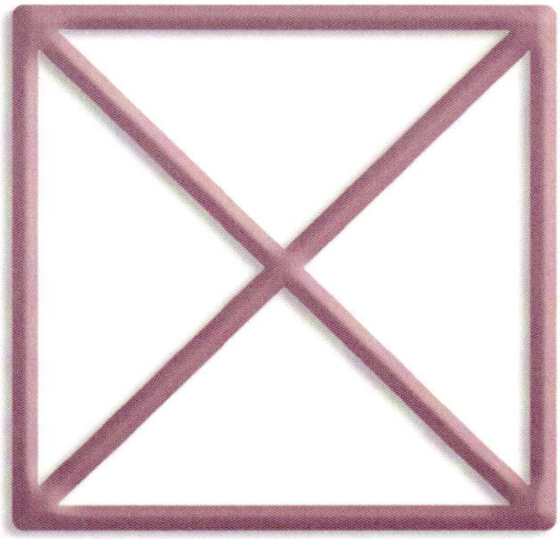

Abstand – Identifikation

Position L9

Du bist gar nicht gemeint! Hat dich wieder einmal jemand angegriffen, so ist das ganz alleine sein Problem, es hat nichts mit dir zu tun. Vielleicht hat die Person heute eine negative emotionale Erfahrung gemacht, und du bist eben in die Schusslinie geraten. Wenn du aber eine emotionale Reaktion zeigst, weil du dich angegriffen fühlst, dann hat dies doch etwas mit dir zu tun! In Sekundenschnelle gleichst du die vermeintliche Attacke mit ähnlichen Situationen aus deiner Vergangenheit ab, und das alte Trauma ist es, das deine Reaktion bestimmt. So gehe zu deinem inneren Kind, nimm es in den Arm und sage ihm, das jetzt alles in Ordnung ist.

Affirmation (3-mal):

Ich lasse die Vergangenheit los (einatmen)
und lasse alles los, was dem entgegensteht (ausatmen).

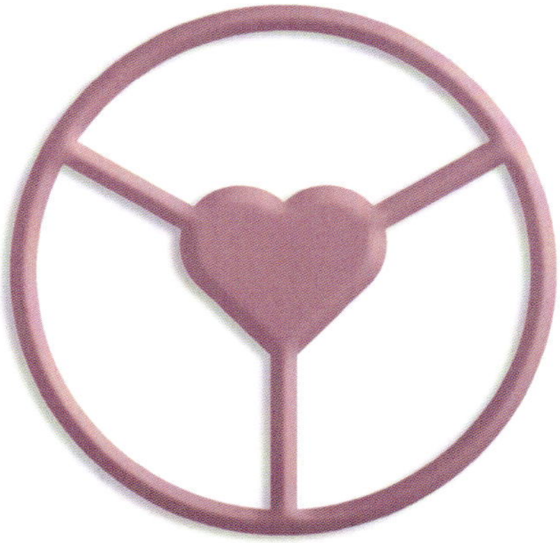

Liebe – Teilnahme

Position I12

Das, was du für Liebe hältst, ist eine Geschichte, die du dir selbst erzählst über Verlangen, Sehnsüchte und Befriedigung. Viele Menschen erzählen die gleiche Geschichte, sodass wir meinen, wir könnten an der Geschichte der Liebe teilhaben, wenn wir verliebt sind. Wenn nicht, fühlen wir uns ausgegrenzt. Das ist der große Irrtum. Niemand kann dich vom Leben ausgrenzen. Nur dein Kopf kann dir weismachen, du seiest ungeliebt, wenn du keinen Partner hast oder keine Familie. Wenn du auf einer Bank am Waldrand sitzt und ein Sonnenstrahl kitzelt deine Nase, dann bist du der Liebe um so vieles näher. Der Sonnenstrahl erzählt keine Geschichte. Er ist einfach da.

Affirmation (3-mal):

Ich nehme teil (einatmen)

und lasse alles los, was dem entgegensteht (ausatmen).

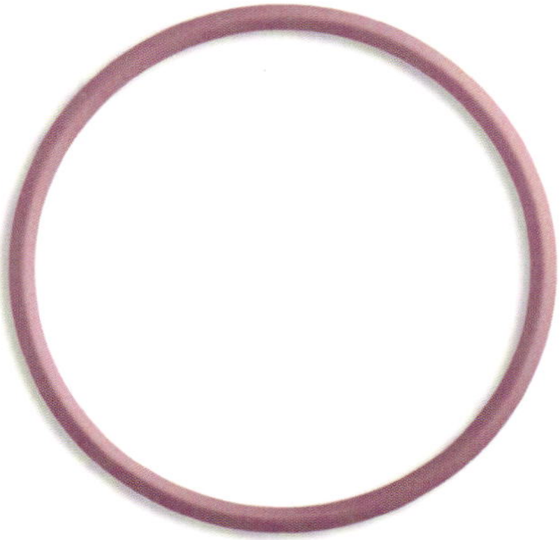

Ich – Wesen

Position A2

Wenn du „ich" sagst, dann überprüfe, wie viele Schichten an Erlerntem und Eingeredetem um deinen eigentlichen Wesenskern herumliegen. Sprichst und denkst du wirklich selbst, oder hörst du nur die Stimme der allgemeinen Meinung in dir widerhallen? Die Wahrheit deines inneren Wesens kannst du nur hören, wenn du öfter in der Stille verweilst, all die angesammelten Stimmen wegwischst und dem Fluss deines Atems lauschst. Bald wirst du unterscheiden können, ob sich die oberflächliche Stimme in deinem Kopf meldet oder die leise Stimme deines Herzens, deiner innersten Weisheit. Lausche ihr, und sie wird dir bald eine geliebte Vertraute sein.

Affirmation (3-mal):

Ich höre die Stimme meines Herzens (einatmen)
und lasse alles los, was dem entgegensteht (ausatmen).

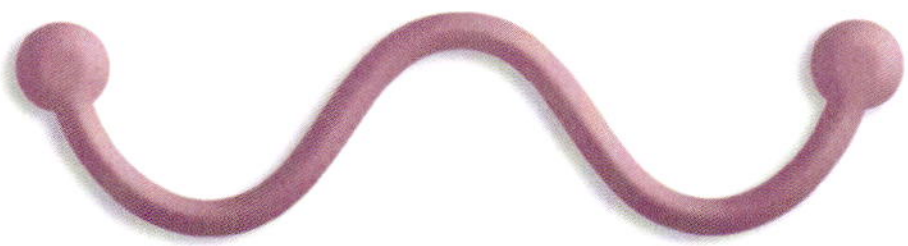

Fluss – Verbindung

Position A7

Wenn du von A nach B willst, dann schaffe dir jetzt die günstigste Verbindung dorthin. Überlege dir gut, wie stabil dein Weg sein soll. Wenn du ihn öfter gehen musst, dann benutze Materialien, die dich gut tragen können. Wenn du schnell an dein Ziel gelangen willst, dann entscheide dich jetzt spontan für etwas oder jemanden, der dir sofort helfen kann – und improvisiere. So oder so ist dein Startpunkt hier auf dieser Seite, und dein Weg beginnt mit dem ersten Schritt und nicht nur mit einem Gedanken. Dein Ziel ist am Ende des Weges, es kommt dir nicht entgegen. Du musst schon den ganzen Weg machen. Also los!

Affirmation (3-mal):

Ich starte jetzt (einatmen)
und lasse alles los, was dem entgegensteht (ausatmen).

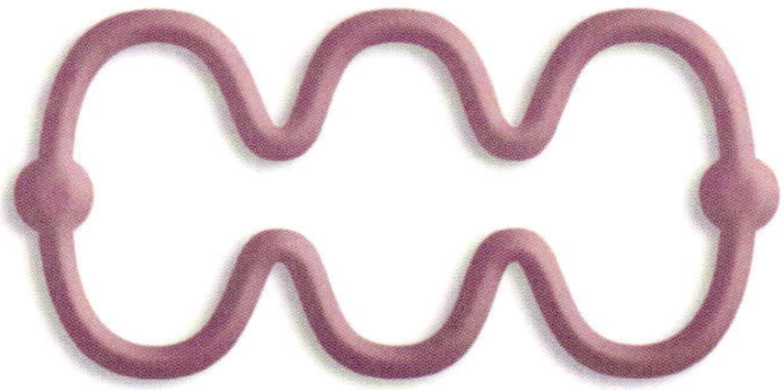

Polarität – Leben

Position J12

Auf und nieder, immer wieder. Du kennst dieses Gefühl wahrscheinlich nur allzu gut. Es begleitet unser aller Leben, das ganz einfach Bewegung ist. Du kannst dich besser fühlen, wenn du dich deinem eigenen Zentrum näherst, zum Beispiel durch Meditation. Dann bist du im ruhigen Auge des Hurrikans geborgen. Wenn du Inspiration, Anregung und Austausch suchst, dann gehst du wieder nach außen. So geht es immer hin und her. Respektiere das Leben so, wie es ist, und finde Freude an der Bewegung. Stillstand wäre das Gegenteil. So schaukelt das Leben hin und her und du mit ihm mit. Ein kleiner Trost: Das ist ganz normal!

Affirmation (3-mal):

Ich liebe die Bewegung und mich selbst (einatmen)
und lasse alles los, was dem entgegensteht (ausatmen).

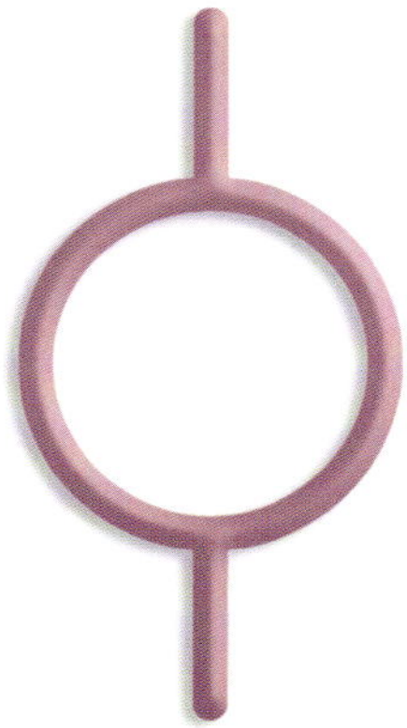

Trost – Ego

Position G1

Die Verletzungen, die du in deinem Leben erfahren hast und noch immer erfährst, werden dir von deinem Ego als Wahrheit vorgegaukelt. Es agiert ganz raffiniert. Immer wenn du meinst, Grund zu haben, beleidigt zu sein, und dich zurückziehst, oder wenn du meinst, im Recht zu sein, dann hat dein Ego wieder einen Punktsieg errungen. Das Ego hat Kraft, solange es sich von deiner früheren Angst ernähren kann. Es verliert seine Kraft, wenn du dein inneres Kind in den Arm nimmst, es tröstest und ihm sagst: Es ist vorbei! Dann wächst die Liebe in dir, und diese durchströmt alle Zeiten, bis zu dem Punkt, an dem du dich jetzt befindest. Atme auf, alles ist gut!

Affirmation (3-mal):

Ich bin getröstet (einatmen)

und lasse alles los, was dem entgegensteht (ausatmen).

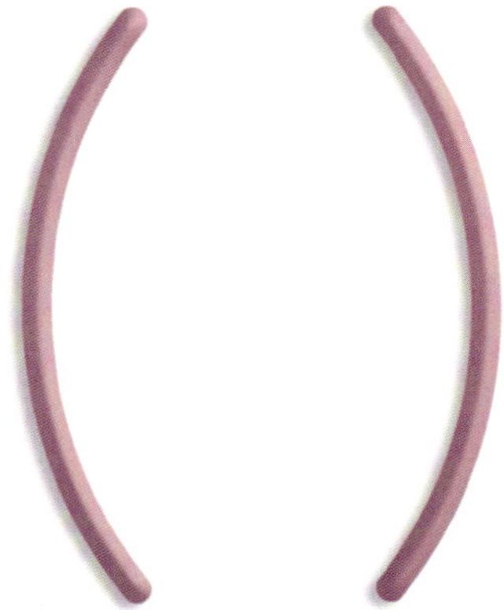

Sinn – Bewusstsein

Position C1

Die Zeit heilt alle Wunden? So ist es aber nicht. Denn es gibt gar keine Zeit. Alles ist gegenwärtig in diesem Augenblick, und auf ihn kannst du zurückgreifen, genau in diesem Moment! Was heilt, bist allein du und sonst niemand und nichts, nicht einmal Gott oder deine Vorstellung davon. Du heilst dich selbst durch dein Bewusstsein, durch dein bewusstes Sein im Hier und Jetzt. Das bedingt, dass du dir bewusst darüber bist und es auch übst, ganz in deiner Präsenz zu sein. Das ist das Schlüsselwort: Sei präsent, ganz und gar für diesen Moment, für den nächsten und übernächsten. Übe es, dann wirst du merken, dass es immer leichter wird, dich selbst zu heilen.

Affirmation (3-mal):

Ich bin ganz präsent (einatmen)

und lasse alles los, was dem entgegensteht (ausatmen).

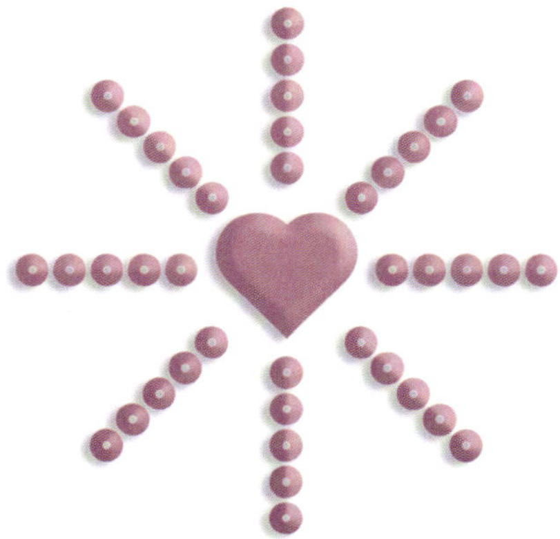

Strahlen – Freude

Position L4

Es gibt Menschen, die haben einfach eine gute „Ausstrahlung". Beneidest du sie? Möchtest du werden wie sie? Dann nimm deinen Blick von ihnen weg und erfahre die Freude, die in dir selbst ist. Wenn du keine Freude mehr spüren kannst, dann heißt das nicht, dass du keine Freude mehr hast, du besitzt vielleicht keine „Rezeptoren" mehr dafür. Setze dich auf eine Bank in der Natur, nimm die wunderbaren Farben der Blumen wahr, die schönen Formen der Blätter und den kleinen Vogel, der so putzig vor dir herumspringt. Erlaube dir, von ihnen die Frequenz der Freude geschenkt zu bekommen und sauge sie in dich hinein. Dann wirst auch du wieder leuchten!

Affirmation (3-mal):

Ich liebe die Bewegung und mich selbst (einatmen)
und lasse alles los, was dem entgegensteht (ausatmen).

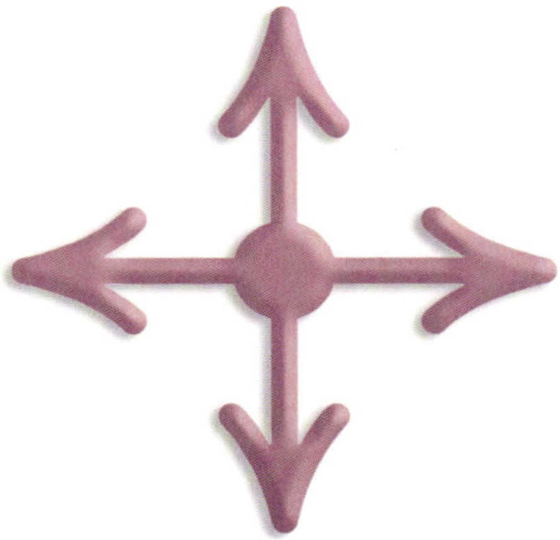

Energie – Engagement

Position K1

In dir ist alles vorhanden, um dein ganzes Sein mit Kraft und Energie aufzutanken. In all deinen Zellen – und es sind Hunderttausende! – pulsiert ein winziges Kraftwerk mit enormer Leistungsfähigkeit. Du selbst bist das Wunder, und dein irdischer Körper ist das Wunder. Dein Aurafeld, das dich umschließt, ist wiederum angebunden an das Kraftfeld der Erde und des Universums. Auch von dort fließt dir Energie zu. Warum spürst du das dann nicht? Vielleicht, weil es Zeit ist, aufzuräumen! Ernähre dich gesünder, und deine Zellen atmen mehr Sauerstoff. Denke gesünder, und dein Kopf atmet mehr kosmisches Prana.

Affirmation (3-mal):

Ich bin die pure Energie (einatmen)
und lasse alles los, was dem entgegensteht (ausatmen).

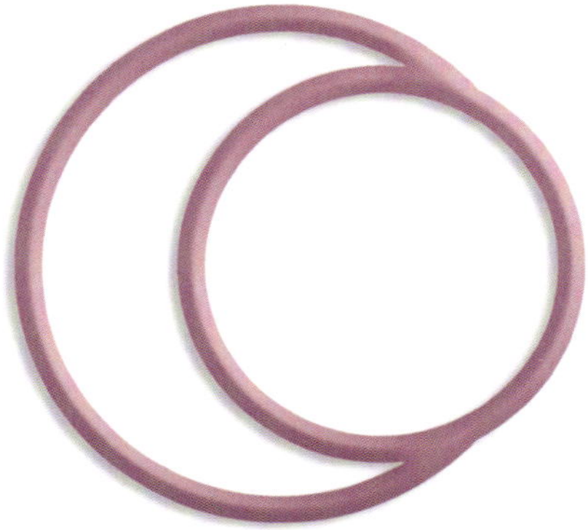

Kosmos – Chance

Position F1

Aus den unendlichen Weiten des Universums bist du auf die Erde gekommen. Weil du es so wolltest. Deine Seele kann sich hier am besten verwirklichen, und sie möchte deine Zeit auf Erden nutzen, damit du die Freude findest, die du vielleicht in deinen vergangenen Inkarnationen nicht hattest. Es ist Zeit, dass du dich erinnerst! Du hattest um eine weitere Chance gebeten, und abermals bist du hier. So verbinde dich mit deiner universellen Kraft und mit der Urkraft der Erde. Atme Feuer, Luft, Wasser, Erde, den Äther, denn all das bist auch du. Über den Atem bist du verbunden, jenseits von Zeit und Raum. Und solange du atmest, lebst du.

Affirmation (3-mal):

Ich nutze meine Chance (einatmen)
und lasse alles los, was dem entgegensteht (ausatmen).

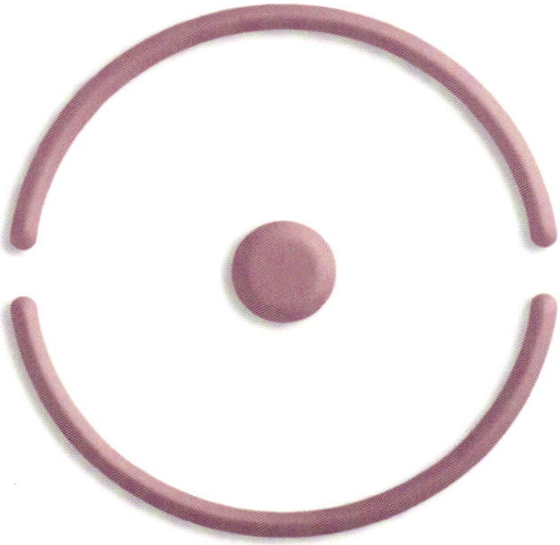

Gnade – Hingabe

Position L5

Tagtäglich richtest du über andere, über Situationen und vor allem über dich selbst. Auch deine Eltern haben es schon getan und deine Großeltern und die meisten deiner Vorfahren. Vielleicht gibt es aber einen, der es besser wusste. Gehe mit deinem Bewusstsein auf die Reise und besuche ihn. Du wirst ihn oder sie erkennen, denn dieser Mensch lacht dich an und breitet seine Arme aus, um dich liebevoll zu empfangen. Mit ihm zusammen komme zur Ruhe, betrachte den Horizont und die aufgehende Sonne. Zusammen seht ihr die Hoffnung des neuen Tages und der neuen Zeit. Und du erkennst: Schuld gibt es nicht mehr, und ich werde gerade neu geboren.

Affirmation (3-mal):

Ich gebe mich dem Leben hin (einatmen)
und lasse alles los, was dem entgegensteht (ausatmen).

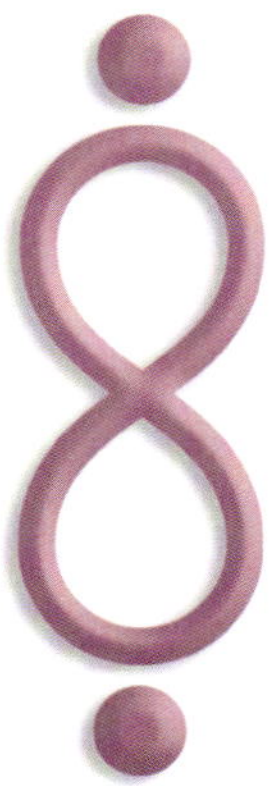

Sinn – Frieden

Position A10

Die Suche nach dem Sinn des Lebens ergibt keinen Sinn. Es ist das Bedürfnis nach Antworten auf deine Fragen, das dich antreibt. Jedes Bedürfnis ist aber durch einen Mangel verursacht, der in der Tiefe deines Unterbewusstseins nagt wie eine Maus an der Wurzel. Wenn das eine Loch gestopft ist, folgt das nächste und du fragst wieder nach einer Antwort. Zufriedenheit muss nicht mehr fragen. Sie braucht keine Antworten. Bringe mehr Spontaneität in dein Leben, auch wenn du selbst oder andere dann verunsichert sind. Tu das, was dir „in den Sinn kommt". Und wenn dein Verstand oder dein innerer Kritiker dich maßregelt, dann sagst du einfach: „Na und!"

Affirmation (3-mal):

Ich bin im Frieden mit mir (einatmen)

und lasse alles los, was dem entgegensteht (ausatmen).

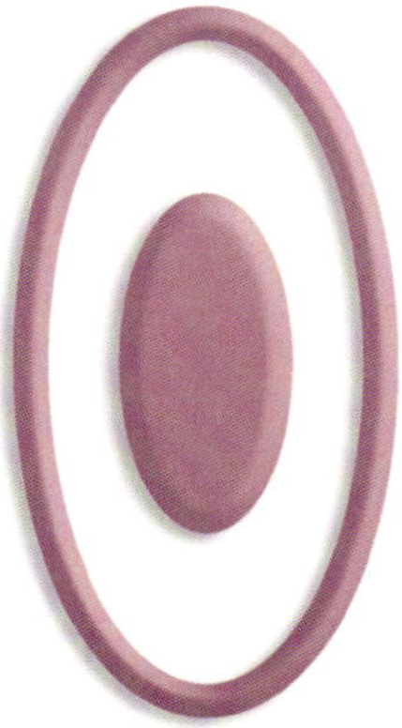

Keim – Anfang

Position K12

Wenn deine Unternehmungen sich nicht so gestalten, wie du das möchtest, und du ständig Stolpersteine aus dem Weg räumen musst, dann gehe noch einmal zurück zum Anfang. Hast du überhaupt einen kräftigen Samen gesetzt? Was war deine Idee bei der Sache? War sie tragfähig genug? Wenn nicht, verwirf sie jetzt und setze noch mal einen neuen Samen. Dann kümmere dich gut um ihn und verzettele dich nicht unnötig mit anderen Ideen, die dich ablenken. Es geht jetzt um diesen Samen. Du brauchst Zeit, um dich zu kümmern und alles Notwendige zu tun, damit die Frucht aufgeht und du reiche Ernte haben wirst. Daran wirst du Freude haben!

Affirmation (3-mal):

Ich hege und pflege das Wesentliche in mir (einatmen)
und lasse alles los, was dem entgegensteht (ausatmen).

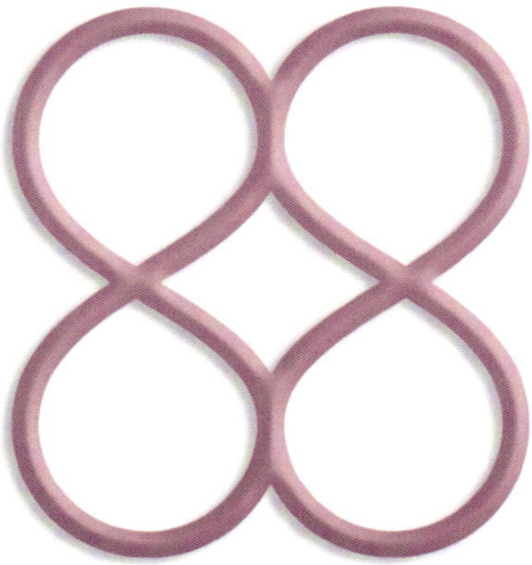

Einheit – Herzensverbindung

Position L7

Zu diesem Zeitpunkt in deinem Leben gibt es nichts, was du dir verzeihen müsstest, und nichts, was es wieder gutzumachen gäbe. Dein Herz weiß um das Spiel des Lebens und um all die Mauern, die um unser Innerstes errichtet wurden, damit wir üben können. Zu üben, noch ein weiteres Mal nachzugeben, ein weiteres Mal nicht zurückzuschlagen, ein weiteres Mal der Narr zu sein. Das ist die Gnade, die dein Herz dir schenkt, und es ist die Gnadenenergie der großen Mutter Erde. Wenn du weißt, dass die Erde dich aufnehmen wird in ihre liebenden Arme, wenn du stirbst, dann weißt du, was Liebe ist.

Affirmation (3-mal):

Ich bin frei zu lieben (einatmen)
und lasse alles los, was dem entgegensteht (ausatmen).

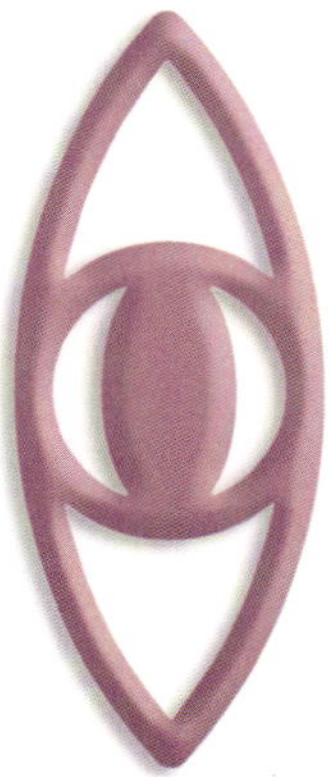

Seele – Wissen

Position C12

Wer bist du, und was bist du? Wann war dein Ursprung? Wie alt ist deine Seele? Verzichte darauf, Antworten bekommen zu wollen, denn dann bist du ihnen so viel näher. Stelle dir den Anfang der Welten vor, und dann werde dir gewahr, dass vor dem Anfang auch noch etwas sein muss. Noch ein Anfang? Wie viele Anfänge findest du? Jetzt erkennst du die Sinnlosigkeit dieses Unterfangens. Eine Erklärung für die Ewigkeit gibt es nicht. So falle einfach in sie hinein, und lasse dich darin treiben. Lasse alle Vorstellungen los und versinke im großen Urmeer. Vielleicht findest du ein paar Fische, die dich auf ihrem Rücken tragen.

Affirmation (3-mal):

Ich bin die göttliche Präsenz in mir (einatmen)
und lasse alles los, was dem entgegensteht (ausatmen).

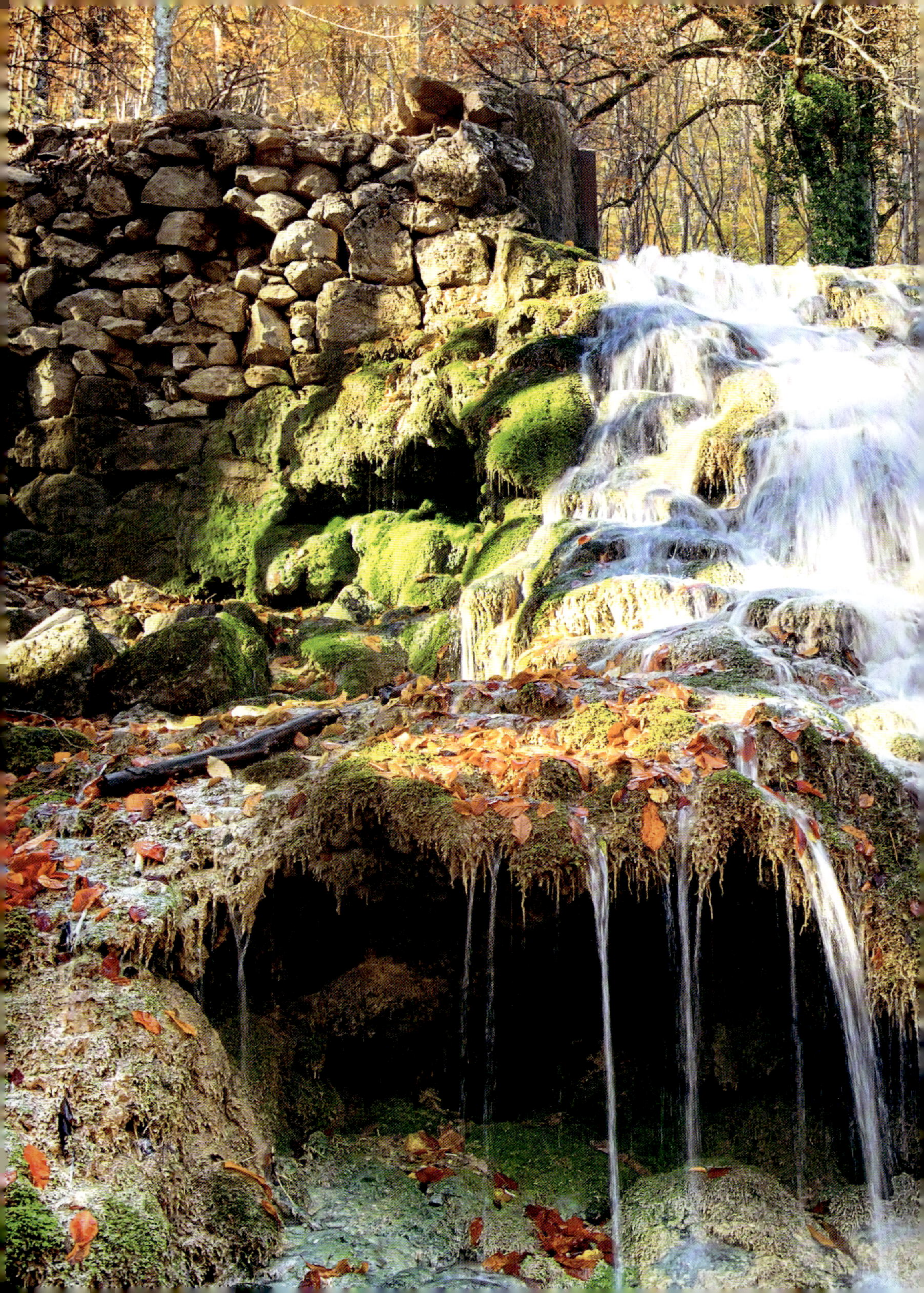

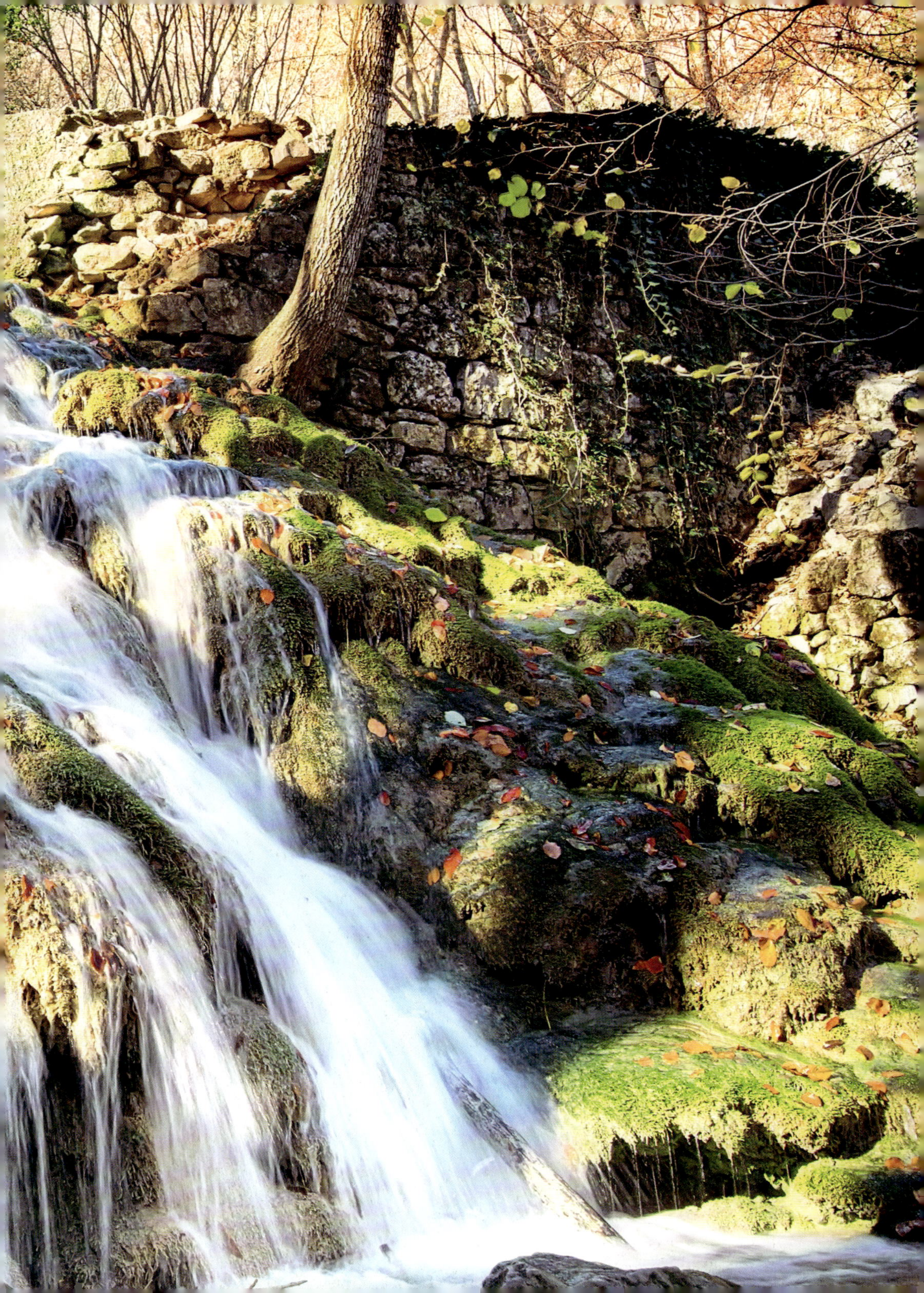

Danksagung

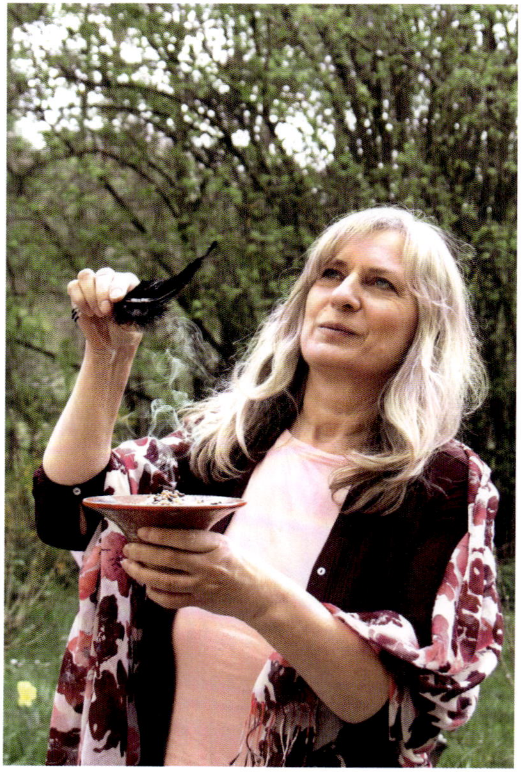

Heute kommt einmal mein Kater Max an erster Stelle: Danke an dich, du Guter, dass du mit der Besetzung meiner Tastatur immer dafür gesorgt hast, dass ich beim Schreiben auch einmal eine Pause eingelegt habe. Du hast mich daran erinnert, nach draußen in die Natur zu gehen, damit ich dort wieder neue Inspirationen bekommen konnte. Was für ein Geschenk sind doch die Tiere für uns! Vielen Dank an dich, meine liebe Tochter Anna, für die Skizzen der Gaia-Codes und deine energetische Beratung und Hilfestellung. Viele Ideen stammen aus unseren immer sehr bereichernden Unterhaltungen.

Natürlich danke ich wieder allen Menschen im Mankau Verlag, die sich so für dieses Buch engagiert haben, und Julia Feldbaum für ihre stets freundliche Geduld. Das Ergebnis freut mich sehr. Ich danke euch, vor allem auch für das mir entgegengebrachte Vertrauen!

Ich danke Gaia, der großen Mutter Erde, und Vater Himmel für mein Dasein auf Erden und dass ich immer wieder Hilfe und Beistand bei euch finde, die meine Entwicklung fördern. Ich danke dem großen Geist und allen Menschen, die willens sind, füreinander da zu sein. Dank an alle!

Hilfreiche Adressen

www.roswithastark.de:	Seminare und Veranstaltungen mit Roswitha Stark
www.seelencodes.de:	Seite von Roswitha Stark zur Erstellung von Heilbildern mit Symbolen, Worten, Zahlen, Farben und Tönen
www.mankau-verlag.de/forum:	Soziale Netzwerke des Mankau Verlags zur Interaktion mit Verlag und Autor/innen
www.medizin-zum-aufmalen.de:	Informationen, Bücher etc. zum Thema „Heilen mit Symbolen“
www.heilen-mit-symbolen.info:	Interessante Informationen, Tipps und Praxisbeispiele rund um die Heilarbeit mit Symbolen
www.ypsilon-portal.de:	Informationen und Produkte zum Thema Heilen mit Strichcodes und zu Körblers Neuer Homöopathie
www.seelenwellness.info:	Seite von Editha Wüst, Numerologie-Expertin

Literaturverzeichnis

R. Wilhelm: **I Ging – das Buch der Wandlungen**, dtv

R. L. Wing: **Das Arbeitsbuch zum I-Ging**, Goldmann Verlag

I. Warneck: **Ruf der Runen**, Schirner Verlag

I. Denison: **Der göttliche Code**, Govinda Verlag

K. Düwel: **Runenkunde**, Sammlung Metzler

Laotse (Autor), R. Wilhelm (Übersetzer): **Tao te king, Das Buch vom Sinn und Leben**, Eugen Diederichs Verlag

W. Golther, Hans-Jürgen Hube: **Germanische Mythologie**, marix Verlag

Tacitus: **Germania**, Anaconda Verlag

Weitere Werke der Autorin

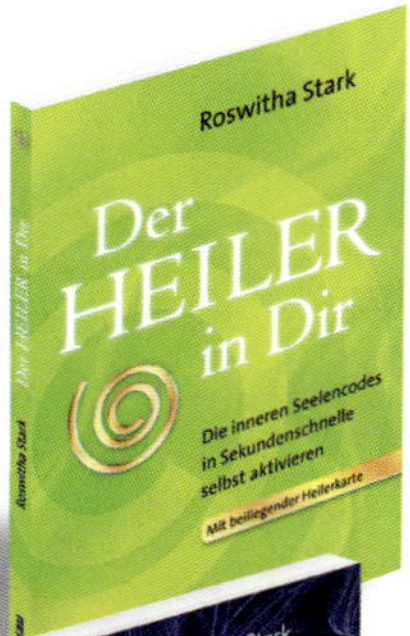

Roswitha Stark
Der Heiler in Dir
Die inneren Seelencodes in Sekundenschnelle selbst aktivieren. *Derzeit nur als E-Book erhältlich*
E-Book pdf: ISBN 978-3-86374-111-2
E-Book epub: ISBN 978-3-86374-112-9

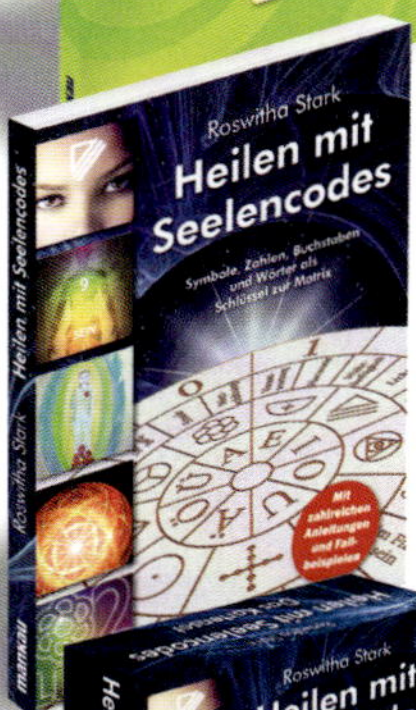

Roswitha Stark
Heilen mit Seelencodes
Symbole, Zahlen, Buchstaben und Wörter als Schlüssel zur Matrix. Mit zahlreichen Anleitungen und Fallbeispielen
ISBN 978-3-86374-044-3, Broschur, durchgehend farbig, 189 Seiten

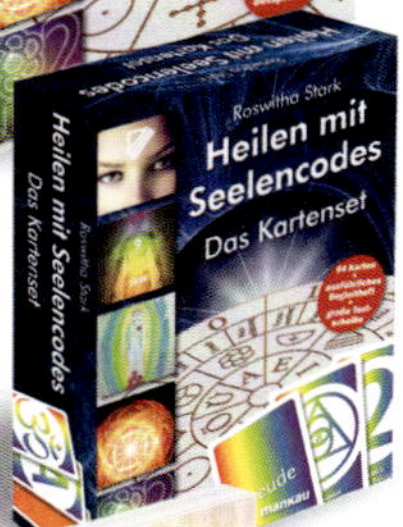

Roswitha Stark
Heilen mit Seelencodes. Das Kartenset
Persönliche Heilbilder aus Symbolen, Zahlen, Wörtern und Farben erstellen
ISBN 978-3-86374-098-6, Set mit 64 Karten (8 x 12 cm), 62-seitigem Begleitheft und stabiler Testscheibe

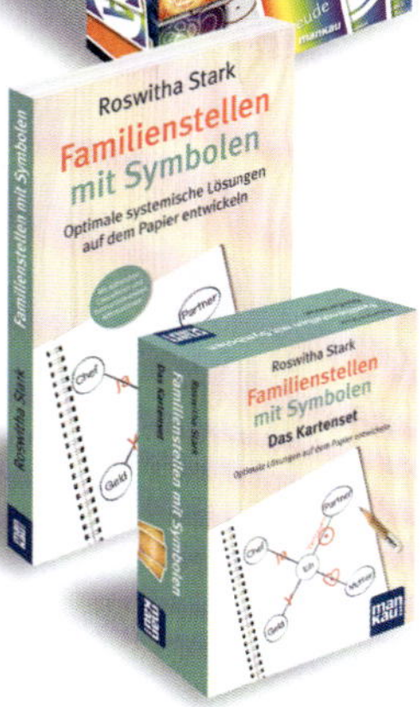

Roswitha Stark
Familienstellen mit Symbolen
Optimale systemische Lösungen auf dem Papier entwickeln
Buch: ISBN 978-3-86374-471-7, Klappenbroschur, 206 Seiten
Kartenset: ISBN 978-3-86374-528-8, 220 Impuls-Karten (59 x 91 mm), 9 große Testlisten-Karten (120 x 170 mm) und 24-seitiges Booklet

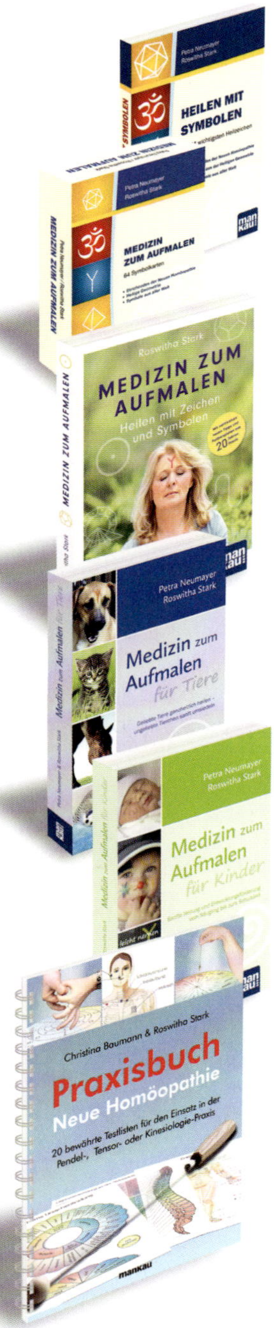

Petra Neumayer & Roswitha Stark
Heilen mit Symbolen
Die 64 wichtigsten Heilzeichen
ISBN 978-3-86374-045-0, Taschenbuch, 167 Seiten

Petra Neumayer & Roswitha Stark
Medizin zum Aufmalen (Kartenset)
64 Symbolkarten: Strichcodes der Neuen Homöopathie, Heilige Geometrie, Symbole aus aller Welt
ISBN 978-3-938396-59-9, 64 Karten, 8-seitiges Booklet

Roswitha Stark
Medizin zum Aufmalen.
Das Basisbuch Neue Homöopathie
Heilen mit Zeichen und Symbolen. Mit zahlreichen neuen Tipps und Fallbeispielen aus 20 Jahren Praxis
ISBN 978-3-86374-691-9, Klappenbroschur, 256 Seiten

Petra Neumayer & Roswitha Stark
Medizin zum Aufmalen für Tiere
Geliebte Tiere ganzheitlich heilen – ungeliebte Tierchen sanft umsiedeln
ISBN 978-3-86374-409-0, Taschenbuch, 207 Seiten

Petra Neumayer & Roswitha Stark
Medizin zum Aufmalen für Kinder
Sanfte Heilung und Entwicklungsförderung vom Säugling bis zum Schulkind
ISBN 978-3-86374-412-0, Taschenbuch, 222 Seiten

Christina Baumann & Roswitha Stark
Praxisbuch Neue Homöopathie
20 bewährte Testlisten für den Einsatz in der Pendel-, Tensor- oder Kinesiologie-Praxis
ISBN 978-3-86374-106-8, Spiralbindung, 21 x 29,7 cm, farbige Schautafeln/Testlisten, stabil und abwaschbar, 46 Seiten

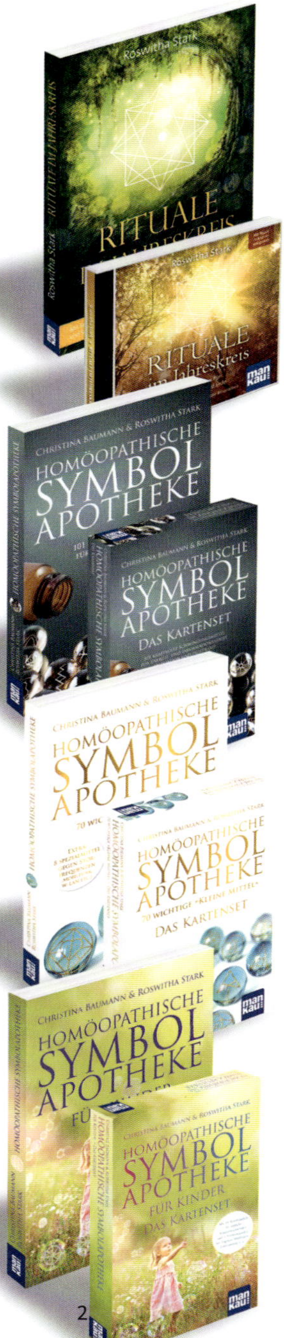

Roswitha Stark
Rituale im Jahreskreis
Harmonisierung und Selbstheilung im Rhythmus der Natur
ISBN 978-3-86374-573-8, 2. kompl. überarbeitete Auflage 2020, Klappenbroschur, ca. 200 Seiten

Roswitha Stark
Rituale im Jahreskreis (Hörbuch)
Meditationen für Körper, Seele und Erde. Hörbuch mit Einführung in die Ritualarbeit
ISBN 978-3-86374-189-1, 2 Audio-CDs, Gesamtlaufzeit ca. 118 Minuten

Christina Baumann & Roswitha Stark
Homöopathische Symbolapotheke
101 kraftvolle Schwingungsmittel für Energie- und Informationsarbeit, Meditation und Heilpraxis
Buch: ISBN 978-3-86374-400-7, Klappenbroschur, 222 Seiten
Kartenset: ISBN 978-3-86374-464-9, 101 Symbol- und 10 Testkarten, Kartenformat 79 x 120 mm, farbig, 8-seitiges Booklet

Christina Baumann & Roswitha Stark
Homöopathische Symbolapotheke.
70 wichtige „Kleine Mittel"
EXTRA: 8 Spezialmittel gegen Störfrequenzen (W-LAN, Mobilfunk etc.)
Buch: ISBN 978-3-86374-525-7, Klappenbroschur, 221 Seiten
Kartenset: ISBN 978-3-86374-540-0, 78 Symbol- und 12 Testkarten, Kartenformat 79 x 120 mm, farbig, 12-seitiges Booklet

Christina Baumann & Roswitha Stark
Kartenset Homöopathische Symbolapotheke für Kinder
Mit 16 Kombimitteln für typische Kinderbeschwerden und 5 Potenzakkorden bei Ängsten, Impffolgen, Entfremdung u.a.
Buch: ISBN 978-3-86374-584-4, Klappenbroschur, 254 Seiten
Kartenset: ISBN 978-3-86374-637-7, 101 Symbol- und 10 Test- und Übertragungskarten, Kartenformat 79 x 120 mm, farbig, 8-seitiges Booklet

Impressum

Bibliografische Information der Deutschen Nationalbibliothek
Die Deutsche Nationalbibliothek verzeichnet diese Publikation in der Deutschen Nationalbibliografie; detaillierte bibliografische Daten sind im Internet über http://dnb.d-nb.de abrufbar.

Roswitha Stark
Strichcoding
144 kraftvolle Heilzeichen für den Soforteinsatz

3. Aufl. 2023 (1. Aufl. 2016, 2. Aufl. 2020)
ISBN 978-3-86374-284-3

Mankau Verlag GmbH
82418 Murnau a. Staffelsee
Im Netz: www.mankau-verlag.de
Internetforum: www.mankau-verlag.de/forum

Lektorat: Julia Feldbaum, Augsburg
Endkorrektorat: Susanne Langer M. A., Traunstein
Umschlag: Andrea Barth, Guter Punkt GmbH & Co. KG, München
Layout Innenteil: Mankau Verlag GmbH

Illustrationen: Colourbox.de (2, 5, 10, 14/15, 17, 19, 26, 33, 35, 43, 47, 49, 50, 51, 52/53, 62/63, 208/209); filipefrazao - Fotolia.com (6); Roswitha Stark (9, 210); Hellisp / Wikimedia Commons / Public Domain (44); Betelgejze - Fotolia.com (60)

Druck: Westermann Druck Zwickau GmbH,
Zwickau/Sachsen

FSC www.fsc.org
MIX
Papier aus verantwortungsvollen Quellen
FSC® C110508

Wichtiger Hinweis des Verlags:
Die Informationen und Ratschläge in diesem Buch sind sorgfältig recherchiert und geprüft worden. Dennoch erfolgen alle Angaben ohne Gewähr. Weder Autorin noch Verlag können für eventuelle Nachteile oder Schäden, die aus den hier erteilten praktischen Hinweisen resultieren, eine Haftung übernehmen. Die vorgestellten Hilfestellungen und Therapievorschläge sollen den Besuch beim entsprechenden Facharzt, Psychologen oder Heilpraktiker nicht ersetzen, sondern ergänzen.

Symbolregister

(H) = Hexagramm, (R) = Rune, (E) = Entstörcode, (G) = Gaia-Symbol

W

X

Y

Z

Positionsregister nach dem Plakat

Sachregister

R

S

T

U

W

Y

Z